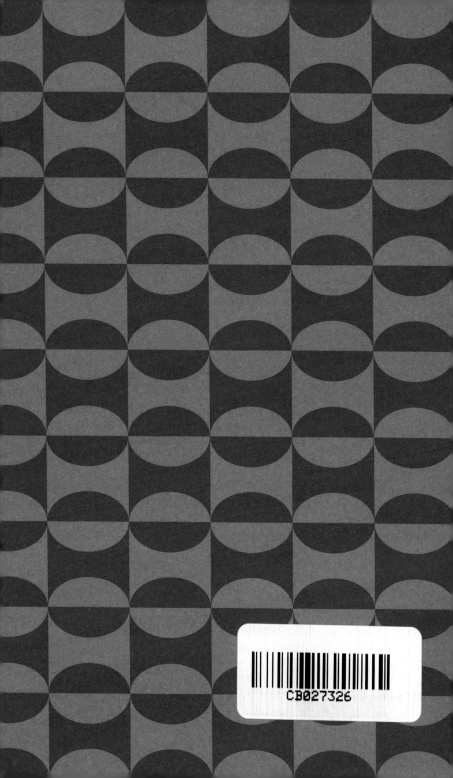

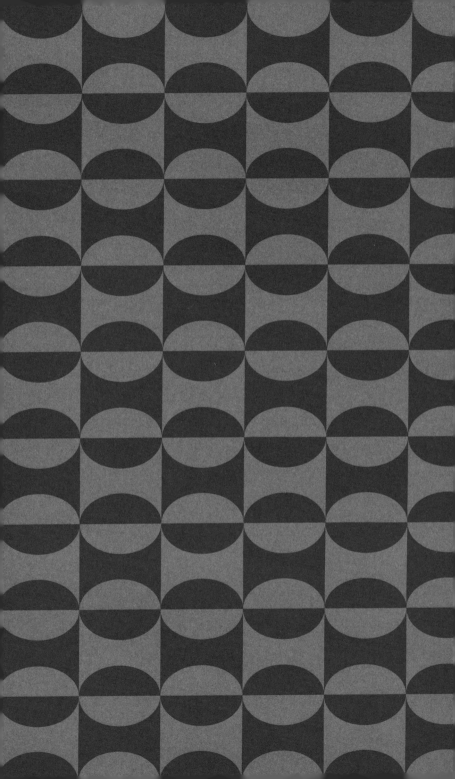

Introdução ao yoga

Quatro conferências realizadas
por ocasião do trigésimo segundo
aniversário da Sociedade Teosófica,
celebrado em Benares, nos dias
27, 28, 29 e 30 de dezembro de 1907

Annie Besant

TRADUÇÃO
Fernando de Castro
[Fernando Pessoa]

AJNA

Prefácio   7

CONFERÊNCIA 1
A natureza do yoga   11

CONFERÊNCIA 2
Escolas intelectuais   55

CONFERÊNCIA 3
O yoga considerado como ciência   87

CONFERÊNCIA 4
O yoga do ponto de vista prático   117

Prefácio

Estas conferências tiveram por fim dar um esboço geral do yoga, a fim de preparar o estudo e a prática dos *Sutras* de Patanjali – o mais importante dos tratados de yoga. Empreendi com a colaboração do meu amigo Bhagavan Dâs uma tradução desses *Sutras*, acompanhada do comentário de Vyasa e de outro comentário escrito segundo os dados teosóficos, o que elucidará a questão. Preparar o estudante para esta tarefa mais árdua, este é o fim do presente resumo e a razão das numerosas citações tiradas de Patanjali. Os leitores não prevenidos poderão, contudo, adquirir algumas noções sobre a Ciência das Ciências; alguns deles talvez se deixarão tentar pelo seu estudo.

Annie Besant

Conferência 1

A natureza do yoga

Reservaremos esta primeira conferência para examinar no seu conjunto o assunto do yoga, para determinar o seu lugar na ordem natural, os seus caracteres próprios e o seu fim na evolução humana.

O que é o Universo?

Encaremos em primeiro lugar o mundo que nos cerca. O que significa a sua história? Que nos diz a sua história em geral, quando a estudamos? Ela se apresenta a nós como um panorama no qual se movem os povos e os acontecimentos, mas, na realidade, isso tudo não são mais que sombras que dançam. As nações, reis e homens de Estado, ministros e exércitos são sombras, e não realidades. Quanto aos acontecimentos, batalhas e revoluções, grandeza e decadência dos Estados, tudo isso são sombras ainda mais irreais. Se o historiador aprofundar as suas investigações, se se ocupar das condições econômicas, das organizações sociais, das tendências e das correntes intelectuais, estará sempre no meio de sombras sem consistência, projetadas por realidades invisíveis. O mundo está cheio de formas ilusórias. Os valores que se dão a elas são falsos. As proporções são deformadas. Os objetos que as pessoas do mundo olham como preciosos são rejeitados pelos homens espirituais como não tendo nenhum valor. Os diamantes deste mundo que fazem cintilar de mil fogos os raios do sol exterior têm [valor] apenas para o homem que sabe o brilho do vidro. A coroa de um rei, o cetro de um imperador, o triunfo do poder terrestre são absolutamente nada para o homem que entreviu a majestade do Eu. Nada, pois, existe de real, de verdadeiramente precioso? A esta pergunta responderemos de modo diferente do que o faria a maior parte dos homens.

"O Universo só existe para o Eu."

Se o Grande Arquiteto concebe o plano dos Seus mundos e os chama à existência, Ele não é movido a isso nem pelo que o mundo exterior pode dar, nem mesmo pela beleza ou pelo prazer. Ele prodigalizou aos Seus mundos os objetos belos e agradáveis. Acima da nossa cabeça a imensa abóbada celeste, depois as montanhas de cumes nevados, os vales verdejantes, todos perfumados de flores; o oceano insondável, umas vezes tranquilo como um lago, outras vezes erguendo as suas vagas furiosamente – tudo existe não pelos próprios objetos, mas pelo valor que eles apresentam ao Eu; não pelo que esses objetos possam ser por si próprios, mas para que se prestem às intenções do Eu e possam tornar possíveis as Suas manifestações.

O mundo, com todos os seus encantos, com a sua felicidade e sofrimento, com as suas alegrias e as suas dores, foi concebido com uma soberana sabedoria, de modo a poder levar o Eu a manifestar os Seus poderes. Do nevoeiro do fogo ao Logos tudo existe para o Eu. O imperceptível grão de pó, o mais poderoso Deva das regiões celestes, a planta alpina que cresce num canto ignorado, a estrela que brilha sobre a nossa cabeça e tudo isto existe para que os fragmentos do Eu único, revestidos de numerosas formas, possam, ao realizar a sua própria identidade, manifestar os poderes do Eu através dos seus invólucros materiais.

Um Eu único reside tanto no humilde pó como no Deva mais exaltado. "Mamansha", "a minha porção", "uma parte de mim mesmo", como o chama Sri Krishna, eis o que são todos esses Jivatmas, todos esses espíritos vivos. Para eles o Universo existe; para eles o sol brilha, as ondas se encrespam, os ventos sopram, a chuva cai, a fim de que o Eu possa compreender que se manifestou na matéria, impregnado no Universo.

O desenvolvimento da consciência

A teosofia, tão pródiga em exposições luminosas, nos ensina que a mesma gama, que a mesma série de acontecimentos se repete incessantemente em ciclos mais vastos ou mais reduzidos. Se você compreender um dado ciclo, compreenderá a todos. A constituição de um sistema solar e a do sistema humano estão submetidas às mesmas leis. As leis em virtude das quais o Eu desenvolve os Seus poderes no Universo, do nevoeiro de fogo ao Logos, repetem-se idênticas no Universo humano. Se você as compreender num, poderá igualmente compreendê-las no outro. Descortine-as no pequeno ciclo, o grande se revelará. Descortine-as no grande, o pequeno se tornará inteligível.

A grande evolução que vai da pedra a Deus prossegue durante milhares de anos, durante períodos eônios. Mas, nos limites da humanidade, este longo processo efetua-se num ciclo mais curto, tão curto que por assim dizer não existe em comparação com o grande ciclo. Num ciclo ainda mais reduzido, efetua-se uma semelhante evolução no indivíduo, que se desenvolve rapidamente sob o impulso de todas as forças acumuladas no passado. Essas energias que se manifestam e se revelam no decurso da evolução são cumulativas na sua ação. Impregnadas na pedra, no mundo mineral, elas aumentam, acentuam-se e executam a sua evolução no mundo mineral. Tornando-se demasiado fortes para o mineral, passam ao reino vegetal. Aí, a sua divindade manifesta-se sempre cada vez mais, até o momento em que, tornando-se demasiado poderosas, elas passam ao reino animal.

A sua expansão interior continua; elas assimilam as experiências do animal. Mas por sua vez transpõem os limites do animal e tomam o caráter humano. No ser humano elas não cessam de aumentar, acumulam-se com uma força sempre crescente, exercem sobre as barreiras que as contêm uma pressão sempre cada vez mais vigorosa. Finalmente, abandonando o reino humano, atingem o nível super-humano. Este último processo evolutivo chama-se yoga.

Como cresce o indivíduo? O homem que atualmente vive sobre o nosso próprio globo tem detrás de si a sua longa evolução em outras cadeias como a nossa, evolução de que acabo de falar e que o faz passar do mineral ao vegetal, do vegetal ao animal, do animal ao homem, depois do globo lunar, a nossa última morada, ao globo que chamamos Terra. Aqui, a nossa evolução tem detrás de si toda a força do período evolutivo efetuado. Por isso, quando se abre o ciclo mais restrito chamado yoga o homem é impulsionado por todas as energias acumuladas na evolução humana e é graças a elas que ele percorre tão rapidamente este novo ciclo. Se não ligarmos o nosso yoga à evolução da consciência no seu conjunto, ele permanecerá ininteligível, pois as leis da evolução da consciência num Universo são idênticas às do yoga, e os princípios que dirigem o desenvolvimento da consciência na grande evolução humana são os mesmos princípios observados no yoga e metodicamente aplicados ao desabrochar da nossa própria consciência. O yoga, quando o homem o aplica pela primeira vez, não é pois, como o imaginam muitas pessoas, um processo novo.

De um extremo ao outro a evolução é uma, os períodos sucessivos são os mesmos, as sequências idênticas. Quer se trate do desenvolvimento da consciência no Universo, na raça humana ou no indivíduo, as leis a estudar são as leis gerais. O yoga ensina a aplicação racional e sistemática dessas mesmas leis à nossa própria consciência. Todas as leis são uma, apesar das diferenças que marcam os estágios da sua manifestação.

Encarem o yoga deste ponto, e este mesmo yoga que nos parecia tão estranho e tão afastado tomará para nós um aspecto familiar e se apresentará com aparências reconhecíveis. Ao estudar o desenvolvimento da consciência e a correspondente evolução da forma, vocês se admirarão de passar do reino humano ao reino super-humano, de transpor os limites da humanidade e de se encontrarem em uma região onde a divindade se manifesta mais livremente.

A unidade do Eu

O Eu no indivíduo e o Eu no Universo são um. Quaisquer que sejam as energias que se manifestem na totalidade do mundo, essas energias existem em nós no estado germinal e latente. Quanto ao Eu supremo, esse não evolui; nele nada há a acrescentar nem nada a subtrair. Os Jivatmas fazem parte do Ele, a Sua natureza é a deles e eles não manifestam os seus poderes na matéria sem que as condições ambientais chamem esses poderes à atividade. Se a unidade do Eu entre as diversidades do Não Eu adquirir para nós alguma realidade, o yoga não nos parecerá já um fim inatingível.

Como se acelera o desenvolvimento do Eu

Vocês já são homens e mulheres instruídos e ponderados. Souberam se elevar até o cimo desta longa escada que vai do pó, primeira das formas revestidas pela Divindade, à forma exterior, que, na nossa pessoa, lhe serve hoje de templo. A Divindade manifestada dorme no mineral e na pedra; ela acentua-se cada vez mais nos vegetais e nos animais; finalmente, parece, para os ignorantes, ter atingido no homem o Seu apogeu. Vocês se deterão aqui? Nada mais farão? Depois de terem desenvolvido até este ponto a sua consciência, parece-lhes, pois, impossível que atinjam um dia a Divindade?

Assimilem esta verdade: que as leis da evolução da forma e as do desenvolvimento da consciência são idênticas no Universo como no homem e que é graças a essas leis que o yogue chama à atividade as suas faculdades latentes; vocês podem compreender então que é inútil viver na montanha ou no deserto, inútil se ocultarem numa caverna ou numa floresta, para obter a união com o Eu; porque Ele está em nós, como está em volta de nós. Em alguns casos e para obter determinados resultados, o isolamento pode ser vantajoso. Pode ser bom de tempos em tempos abandonar momentaneamente os centros habitados e a sua agitação. Contudo é no Universo exterior, tal como Ishvara o quis para chamar à atividade o poder do Eu, que se encontra para o yogue o melhor caminho, onde tudo foi preparado pela sabedoria e previdência divinas. O mundo é destinado ao desenvolvimento do Eu. Para que fugir dele? Que exemplo nos dá o próprio Sri Krishna no *Bhagavad Gita*, este grande Upanishad dos yogues? Ele fala num campo de batalha e não no cume de uma montanha. Ele dirige-se não a um brâmane retirado do mundo, mas a um Kshattrya pronto para o combate. O Kurukshetra deste mundo, eis onde se deve praticar o yoga. As pessoas incapazes de suportar o mundo não têm a força necessária para afrontar as exigências do yoga. Se o mundo exterior nos tira os nossos meios de ação, como esperarmos para poder encarar as dificuldades da vida interior? Se não chegarmos a dominar os pequenos cuidados deste mundo, como esperaremos transpor os obstáculos que embaraçam o caminho do yogue? Não, é um erro julgar que a vitória se alcança fugindo do mundo e que só se encontra a paz em certos e determinados lugares.

Na realidade vocês têm, sem que o tenham suspeitado, praticado o yoga no passado, mesmo antes que a consciência do Eu separado tenha começado a aparecer, antes que ela tenha estabelecido uma distinção bem clara, pelo menos temporariamente, entre si própria e aquilo que a cerca. Primeiro princípio a reter: o yoga não é senão uma maneira de acelerar o desenvolvimento normal da consciência.

Assim podemos definir, pois, o yoga como sendo a aplicação racional das leis que dirigem o desenvolvimento da consciência num caso individual. Eis o que se deve entender pelos métodos do yoga. Estudem as leis do desenvolvimento da consciência no Universo, apliquem-nas depois a um caso particular, isto é, a nós mesmos. Impossível é aplicá-las a outro. É preciso que as apliquem pessoalmente. Tal é o princípio essencial que se deve reter. A nossa definição para ser completa deverá, pois, formular-se deste modo: "O yoga é a aplicação racional e pessoal, num caso particular, das leis que dirigem o desenvolvimento da consciência".

O yoga é uma ciência

Segundo ponto a reter: o yoga é uma ciência; qualquer vaga no pensamento, qualquer desvio da imaginação lhe são estranhos. É uma ciência aplicada, um conjunto de leis coordenadas postas em jogo para se obter um resultado determinado. O yoga emprega as leis da psicologia que servem para desenvolver a totalidade da consciência humana em todos os planos e aplica racionalmente essas leis a um caso particular. E esta aplicação racional atua absolutamente segundo os mesmos princípios que vemos aplicados todos os dias em torno de nós, nos outros ramos da ciência. Sabemos, ao observar o mundo que nos cerca, que prodigiosa aceleração se pode imprimir a certos processos naturais, pela inteligência humana associada à natureza. Distinguimos, com certa razão, o crescimento "racional" do crescimento "natural", uma vez que a inteligência humana pode dirigir a marcha das leis naturais. Quando nos ocupamos do yoga, fazemos ciência aplicada, exatamente o que o agricultor inteligente faz quando aplica à criação ou à cultura as leis naturais da seleção. Ele não pode ignorar essas leis ou contrariá-las. As únicas leis naturais de que ele pode dispor são as leis universais que permitem à natureza fazer evoluir as formas que nos cercam, e, contudo, ele obtém em alguns anos o que a natureza por si só levaria talvez milhares de anos para fazer. E como? Pela aplicação da inteligência humana na escolha das leis que lhes são úteis e na neutralização daquelas que lhe são desfavoráveis. A inteligência divina no homem é assim levada a empregar as energias divinas na natureza, energias que tendem mais a fins gerais do que a fins particulares.

Que faz o criador de pombos? Do pombo bravo ele obtém o pombo pavão. Seleciona, geração após geração, os modelos que oferecem de um modo mais acentuado os caracteres que procura obter. Acasala essas aves, não despreza nenhuma circunstância favorável e prossegue a seleção até que a particularidade que ele quer fixar se acentua claramente. Sem a inteligência diretriz, as aves entregues a si mesmas regressariam ao tipo ancestral.

Que faz o horticultor? Pelos seus cuidados a roseira brava das nossas cercas vivas dá origem a todas as rosas cultivadas. As rosas duplas são devidas simplesmente à cultura científica de rosa selvagem de cinco pétalas. Extraindo o pólen de uma planta dada e colocando-o no estigma de uma outra, o horticultor faz intencionalmente o que fazem todos os dias a abelha e a mosca. Unicamente ele escolhe as plantas que apresentam as qualidades que quer fixar; dentre essas plantas ele seleciona em seguida as que apresentam essas qualidades de uma maneira mais acentuada; obtém finalmente uma flor tão diferente da espécie primitiva que para determinar a origem da nova variedade é necessário conhecer a marcha seguida pelo obtentor.

Para se aplicarem as leis psicológicas chamadas yoga, o princípio é o mesmo. Deve-se entender por yoga a aplicação metódica ao Eu individualizado dos nossos conhecimentos relativos ao desenvolvimento da consciência. Como disse há pouco, é pelo mundo que a consciência se desenvolveu, e o Logos concebeu este mundo de uma maneira admiravelmente apropriada ao fim a ser atingido. Por isso o aspirante yogue que escolhe seus objetos e lhes aplica suas leis, encontra no mundo exatamente o que necessita para praticar o yoga de uma maneira real, vital, e fazer progressos rápidos no conhecimento do Eu. As leis são numerosas; vocês são livres para escolher aquelas que necessitam, de evitar as que lhes são inúteis, de utilizar as que lhes convêm e assim obter um resultado que a natureza, sem o auxílio da inteligência humana, não poderia determinar tão rapidamente.

Assim o yoga está ao seu alcance, está em seus meios. Algumas das suas práticas mais elementares, certas aplicações muito simples do desenvolvimento da consciência em nós próprios lhes serão muito úteis tanto neste mundo como nos outros. Porque, em suma, vocês apressam simplesmente o seu crescimento, o seu desenvolvimento, aproveitando poderes postos ao seu alcance pela natureza e eliminando sistematicamente as condições que, não somente seriam as suas aliadas, mas seriam ainda para vocês obstáculos. Se encararem assim o yoga, ele tomará para vocês um caráter muito mais real, mais prático do que se se limitassem a ler sobre esta questão algumas passagens dos livros sânscritos, muitas vezes mal traduzidos em inglês, e em vocês nascerá a convicção de que, para vir a ser um yogue, não é necessário esperar uma vida futura ou uma encarnação longínqua.

O homem é uma dualidade

É necessário conhecer certos termos empregados em yoga. Esta ciência visa, com efeito, a um fim especial: ela estuda o homem sob um ponto de vista particular. Por isso ela não se ocupa senão da inteligência e do corpo. Em primeiro lugar o homem é uma Unidade de consciência. É preciso reter bem este fato. Em cada série de invólucros há apenas um só homem; o teósofo vê-se, pois, obrigado a modificar as suas ideias habituais quando aborda o estudo prático. A teosofia, e esta opinião é útil e justa para quem quiser compreender a constituição humana, a teosofia distingue no homem elementos muito diversos. Falamos do físico, do astral, do mental, etc.; ou melhor, do *Stula Sharira*, do *Sukshma Sharira*, do *Karana Sharira*, e assim por diante. Por vezes distinguimos no homem o *Annomayakosha*, o *Pranamayakosha*, o *Manomayakosha*, etc. Se dividimos o homem em tantas partes é para o estudarmos mais a fundo; de tal modo que algumas vezes perdemos o homem de vista, tantos são os fragmentos. É este o processo empregado no estudo da anatomia e da fisiologia humanas.

Mas o yoga é prático e psicológico. Eu não critico por este fato as diferentes subdivisões dos outros sistemas; elas lhes são necessárias. Mas o yoga do ponto de vista prático, vê simplesmente no homem uma dualidade, a inteligência e o corpo, uma unidade de consciência em uma série de invólucros. Não se trata aqui da dualidade do Eu e do Não Eu. Em yoga o "Eu" significa a consciência e toda a matéria que ele não pode reconhecer como estranha a si próprio. O "Não Eu" é simplesmente a matéria que ele pode pôr de lado.

O homem não é um Eu puro, uma consciência pura, *Samvit*; isso é uma abstração. No Universo concreto encontramos sempre o Eu e os seus invólucros, qualquer que seja a sua tenuidade. Uma unidade de consciência é logo inseparável da matéria, é o *Jivatma* ou *mônada*, é invariavelmente uma aliança de consciência e de matéria.

Para melhor pôr em evidência este fato, o yoga distingue no homem dois princípios distintos, *Prana* e *pradhana*, o sopro vital e a matéria. *Prana* não é somente o sopro vital do corpo, mas ainda a totalidade das forças vitais do cosmos; em outros termos, é o lado da vida do Universo.

"Eu sou *Prana*", diz Indra; significando *prana* aqui o conjunto das forças vitais consideradas em yoga como a consciência, como o mental. *Pradhana* é sinônimo de matéria. O corpo, ou o oposto do mental, é nos exercícios do yogue toda a matéria do mundo exterior apropriada por ele mesmo, de que ele consegue libertar-se e que chega a reconhecer como distinta da sua própria consciência.

Esta divisão é muito importante e muito útil se vocês chegarem a compreender bem o pensamento que lhe serve de base. Se encararmos o processo no seu conjunto, é desnecessário dizer que para nós *Prana*, a grande vida, o grande Eu, está sempre presente em cada um deles, e os invólucros, corpos ou cascas, presentes nos diferentes estágios, tomam formas variáveis. Mas se nos colocarmos do ponto de vista do yoga prático, entendemos por *Prana* ou o Eu qualquer elemento com o qual o homem se identifica ainda, qualquer invólucro material de que a sua consciência é incapaz de se separar. Essa unidade é para o yogue o Eu; ela representa, pois, uma quantidade variável. O yogue rejeita os seus invólucros, um após outro, dizendo todas as vezes: "Eu não sou isto". Ele aproxima-se assim constantemente do seu objetivo supremo; quero dizer a consciência revestida de uma película única, a consciência num átomo material único, uma mônada. Do ponto de vista do yoga prático, o homem que age, o homem consciente, é tudo o que ele não pode separar da matéria que o cerca ou com a que está em contato. O nome de corpo só se dá aos elementos que ele pode pôr de lado, dizendo: "Eu não sou isto, mas isto me pertence". Em yoga encontramos toda uma série de termos que se podem repetir. "Todas as mentalidades", diz Vyasa, "existem em cada plano", e esta maneira de encarar o homem permite, como em breve o veremos, empregar as mesmas expressões significativas num sentido cada vez mais sutil. Todas se tornam relativas e são igualmente verdadeiras em cada estágio evolutivo.

Até aqui, para muitos de nós, o corpo físico é evidentemente o único invólucro de que podemos dizer: "Eu não sou isto". Por isso, ao abordar o yoga prático, todas as palavras por nós empregadas para descrever os estados de consciência, os estados do mental, se aplicarão à consciência corporal no estado de vigília. Este será para nós o ponto de partida. Ao elevar-nos de grau em grau, todos os termos empregados por nós tomarão um valor relativo, implicando um estado mental distinto e palpável em face do grau inferior. Se desejam saber como aplicar no princípio os diferentes termos empregados para descrever os estados do mental, devem cuidadosamente analisar a sua própria consciência a fim de nela reconhecerem, por um lado, o que na verdade merece este nome e, por outro lado, todos os elementos materiais que a nós tanto se atêm que vocês não podem separar do seu Eu.

Estados do mental

Estudemos pormenorizadamente esta questão. Em geral falamos de quatro estados de consciência: a vigília ou *jagrat*, o sonho ou *svapna*, o sono profundo ou *sushupti*, finalmente, o estado de consciência imediatamente superior chamado *turya*[1].

Jagrat é a consciência ordinária, a consciência no estado de vigília: é a minha neste momento. Se a nossa consciência, ativa no corpo sutil ou astral, é capaz de imprimir as suas experiências no cérebro,

---

1 É impossível deixar de empregar estes termos técnicos, mesmo numa simples introdução ao estudo do yoga, visto a ausência em inglês de equivalentes exatos. Além disso, eles não são mais difíceis de aprender que outros termos técnicos empregados em psicologia.

ela chama-se *svapna* ou, em inglês, a consciência do estado do sonho; ela é mais clara e mais real que a do estado de *jagrat*. Se a sua consciência ativa num invólucro mais sutil não pode imprimir as suas experiências no cérebro, toma o nome *sushupti*, ou consciência do sono profundo. Nesta condição o mental ocupa-se do que contém em si, e não dos objetos exteriores. Mas se a sua consciência se destacou do cérebro a ponto de não ser já facilmente evocada por meios exteriores, ela toma o nome de *turya*: é um estado de transe superior. Estes quatro estados representam, na sua correlação com os quatro planos, uma consciência muito evoluída. *Jagrat* corresponde ao plano físico, *svapna* ao plano astral, *sushupti* ao plano mental, finalmente *turya* ao plano búdico.

Qualquer que seja o mundo de que falemos, devem-se empregar estes termos para designar a consciência que atua nos limites desse mundo. Somente nas obras que tratam do yoga encontramos essas mesmas impressões empregadas com um contexto diferente e é aí que começam as nossas dificuldades se não tivermos aprendido a sua natureza relativa. É assim que *svapna* não é o mesmo para todos e que *sushupti* não é idêntico para cada um.

É principalmente o termo *samadhi*, cuja definição o leitor encontrará mais adiante, que é empregado de diversas maneiras e em sentidos diferentes. Como nos encontramos, pois, nesta aparente confusão? Sabendo qual é o estado tomado para ponto de partida. Desde então a sequência permanecerá a mesma. Todos conhecem a consciência do estado de vigília, no corpo físico. Analisem-na e mesmo aqui encontrarão quatro estados distintos. Ora, em cada plano os estados do mental apresentarão uma sequência semelhante.

Como distingui-los, pois?

Tomemos a consciência do estado de vigília e tentemos reconhecer os quatro estados que ela comporta.

Suponhamos que pego um livro e que me ponho a ler. Leio as palavras; os meus olhos correspondem à consciência física exterior; é o estado de *jagrat*. Se, para além das palavras, procuro o seu sentido próprio, passei do estado de vigília do plano físico ao estado *svapna* da consciência do estado de vigília, que, penetrando a forma exterior, procura a vida interior. Passo em seguida ao mental do autor; aqui o mental está em contato com o mental e a consciência de vigília no seu estado *sushupti*. Se finalmente faço cessar este contato para penetrar o próprio mental do autor e para aí viver, atinjo o estado de *turya* da consciência de vigília.

Tomemos outro exemplo. Se eu olhar o meu relógio, estou em *jagrat*. Se, fechando os olhos, formar uma imagem do relógio, estou em *svapna*. Se, evocando as numerosas imagens de muitos relógios, chegar ao relógio ideal, estou em *sushupti*. Se finalmente passar à noção abstrata do tempo, estou em *turya*. Mas todos estes estágios estão compreendidos na consciência do plano físico. Eu não abandonei o meu corpo. É assim que os estados do mental cessando de serem palavras vazias de sentido, podem tornar-se inteligíveis e reais.

Samadhi

Outros termos que se encontram de vez em quando nos *Yoga Sutras* precisam ser bem compreendidos, embora não existam termos equivalentes em inglês. Como somos obrigados a empregá-los para evitar fastidiosas perífrases, torna-se necessário explicá-los.

"O yoga", diz-se, "é o *samadhi*".

Samadhi é um estado em que a consciência está tão bem separada do corpo, que este fica inanimado. É um estado de transe em que o seu mental está plenamente consciente, apesar da insensibilidade do corpo e de onde o mental volta ao corpo, trazendo as experiências realizadas no estado hiperfísico e conservando a recordação quando de novo imerge no cérebro físico. *Samadhi,* para uma dada pessoa, é relativo à sua consciência de vigília, mas implica a insensibilidade do corpo.

Uma pessoa qualquer, pondo-se no estado de transe, está ativa no plano astral, o seu *samadhi* está no astral. Funciona a sua consciência no plano mental, aí é que está o seu *samadhi*. O homem capaz de abandonar o corpo a ponto de o deixar inanimado sem que o seu mental cesse de estar plenamente consciente pode praticar o *samadhi*.

As palavras "O yoga é o *samadhi*" resumem fatos extremamente importantes e dos mais instintivos. Suponhamos que vocês não possam atingir o mundo astral senão durante o sono; a sua consciência encontra-se aí, como vemos no estado de *svapna*. Mas à medida que os seus poderes se desenvolvem, as formas astrais começam a invadir a sua consciência de vigília física e tornam-se assim objetos pertencentes à consciência de vigília. Desde então, para nós, o mundo astral já não pertence à consciência *svapna*, mas sim à consciência *jagrat*. Vocês incorporaram dois mundos na sua consciência, os mundos físico e astral, ficando o mundo mental na sua consciência *svapna*. O seu "corpo" é agora constituído pelos corpos físico e astral. Mais tarde, o plano mental começa por sua vez a impor-se a vocês: o físico, o astral e o mental fazem todos os três parte da sua consciência de vigília; todos os três, por consequência, constituem o seu mundo *jagrat*. Esses três mundos já não são para vocês senão um mundo único e os corpos que lhes correspondem são um só corpo que percebe e age. O que para o homem ordinário constitui três corpos torna-se para o yogue um corpo único. Se, nestas condições, desejam ver só um mundo ao mesmo tempo, é necessário que fixem a sua atenção sobre esse mundo e dirijam o seu raio visual. Neste estado de vigília mais desenvolvido vocês podem concentrar a sua atenção no mundo físico e observá-lo; então o astral e o mental parecerão vagos. Podem do mesmo modo fixar a sua atenção no astral e observá-lo; neste caso não estando o físico nem o mental no seu foco visual, ficarão imprecisos. Vocês compreendem facilmente se lembrarem de que se eu mesmo aqui posso fixar o meu olhar no centro desta sala, os pilares laterais me parecerão indistintos. Eu posso concentrar a minha atenção em um dos pilares e vê-lo nitidamente, mas então já não diviso o meu auditório senão vagamente. É o foco visual que muda, e não o corpo. Lembrem-se de que tudo aquilo de que vocês não chegaram a separar-se constitui o corpo do yogue. Por consequência, à medida que vocês se elevam, os corpos inferiores já não formam senão um só corpo. A consciência localizada no invólucro material de que ela não pode se destacar, eis o que vem a ser o homem.

"O yoga é o *samadhi*". É o poder de isolar vocês de tudo o que tenham até aqui chamado corpo e de se concentrarem no interior. Eis o que se diz entender pelo termo *samadhi*. Nenhum meio ordinário pode neste caso fazer-lhes regressar ao mundo que abandonaram[2]. Isto explica a vocês igualmente a passa-

---

2   Um yogue indiano, em estado da *samadhi*, descoberto numa floresta por ingleses ignorantes e brutais, foi submetido por eles a violências tais que voltou ao seu corpo torturado, mas para o abandonar de novo pela morte.

gem de *A doutrina secreta* em que se diz que o adepto "começa o seu *samadhi* no plano átmico". Quando um *Jivanmukta* entra em *samadhi*, ele o começa no plano átmico. Todos os planos inferiores ao plano átmico são para ele como um só plano. Ele começa no plano átmico, depois eleva-se de grau em grau até os planos cósmicos superiores. O termo *samadhi* serve ainda para designar o estado da consciência, quer ela passe do plano físico ao plano astral, como no transe voluntariamente provocado, quer já concentrada no quinto plano ou plano átmico, ela se eleve, como no caso de um *Jivanmukta*, aos planos superiores de um mundo mais vasto.

A literatura do yoga

É lamentável para as pessoas que não sabem sânscrito que tão poucos tratados de yoga tenham sido traduzidos para inglês. Os grandes princípios do yoga encontram-se nos Upanishads e no *Bhagavad Gita*, cujas numerosas traduções estão ao alcance de vocês, mas esses textos encerram a questão de uma maneira geral, e não especial; eles dão as linhas gerais, mas nunca os métodos detalhados. Se mesmo no *Bhagavad Gita* se diz que se façam sacrifícios, que se tornem indiferentes, e assim sucessivamente, isso não é senão um preceito moral, absolutamente necessário, mas que não os ensina a maneira de atingir o fim indicado.

A literatura especial do yoga compreende primeiramente um grande número de Upanishads menores, "os cento e oito", como são chamados. Apenas alguns foram traduzidos[3].

Depois vem a enorme quantidade de textos chamados os tantras. Este título soa mal aos ouvidos do leitor inglês comum, mas talvez sem razão. Os tantras são úteis; o seu valor é enorme e são instrutivos. As suas páginas contêm toda a ciência oculta; somente existem três categorias, que tratam respectivamente de magia branca, magia negra e do que se poderia chamar magia cinzenta, mistura das duas primeiras. Ora, pelo termo "magia" deve-se entender os métodos a seguir para determinar voluntariamente estados físicos supranormais.

Uma extrema tensão nervosa produzida pela inquietação ou pela doença pode causar a histeria comum com suas emoções um tanto ridículas. A mesma tensão produzida pela vontade determina a sensibilidade às vibrações hiperfísicas. Adormecer nada significa, mas é uma faculdade inapreciável como a de entrar em *samadhi*. Os dois processos são quase idênticos, mas um é devido a condições comuns

---

[3] O Dr. Otto Schräder, diretor da Biblioteca de Adyar, consagra a isso os seus esforços. Ele empreendeu a tarefa laboriosa de estabelecer um texto crítico, seguido de uma tradução completa, copiosamente anotada. Terá assim prestado um grande serviço a todas as pessoas que se interessam pela literatura sânscrita, quando terminar este trabalho.

e o outro à ação da vontade desenvolvida. O yogue é o homem que tendo adquirido o poder da vontade sabe empregá-lo para obter resultados previstos e desejados. Este conhecimento foi sempre chamado magia; é o nome da "Grande Ciência" de outrora, a única somente chamada "Grande" pela Antiguidade. Os tantras a contêm toda. O lado oculto no homem e na natureza, o meio de fazer descobertas, os princípios que permitam ao homem criar de novo, tudo isso se encontra nos tantras. Eles apresentam um embaraço: estudá-los sem instrutor é muito perigoso e acontece constantemente que pessoas, ao tentarem praticar sem guia os métodos tântricos, se tornam gravemente doentes. Eles gozam, pois, de má reputação, tanto no Ocidente como na Índia. Uma parte das obras "ocultas" que aparecem na América são passagens traduzidas, tiradas dos tantras. Os livros tântricos têm um inconveniente: dão o nome de um órgão do corpo humano para designar um centro astral ou mental. Isto não é sem razão, porque os centros de cada corpo estão em comunicação direta. Mas nenhum instrutor sério faria agir o seu discípulo sobre os seus órgãos físicos antes de ter se tornado mais ou menos senhor dos centros superiores e de ter cuidadosamente purificado o corpo físico. O conhecimento de uns auxilia a compreender os outros e o instrutor que seguiu a progressão está pronto a indicar ao seu discípulo o bom caminho. Mas se vocês se ligarem aos termos, que são todos físicos, sem saber a que se aplicam, seguirão mau caminho e poderão se tornar doentes. Diz-se, por exemplo, em um dos sutras que meditando sobre uma certa parte da língua pode-se desenvolver a visão astral. Isto significa que, meditando sobre o corpo pituitário situado exatamente acima dessa parte da língua, se obterá a visão astral. O nome particular empregado para designar um centro corresponde a uma região do corpo físico e é muitas vezes aplicado ao órgão físico, quando o autor entende falar do outro. É o que se chama "um véu"; ele tem por fim impedir que o leitor se entregue a práticas perigosas. Pode-se passar a vida a meditar sobre esta parte da língua sem que daí nada resulte; mas se se fixar o pensamento sobre o centro correspondente, são para temer consequências danosas e perniciosas.

"Meditem sobre o umbigo" diz-se ainda. Trata-se aqui do plexo solar, porque existem entre estes dois pontos relações estreitas. Somente se expõe, meditando sobre o umbigo, a uma perturbação grave do sistema nervoso, perturbação cuja cura é quase impossível. Estas práticas mal compreendidas fazem na Índia numerosas vítimas. Impossível sabê-lo sem reconhecer que é imprudente entregar-se a elas sem um guia que explique seu sentido e diga o que se pode fazer sem perigo e o que é necessário evitar.

A literatura do yoga compreende uma outra parte: é um pequeno tratado intitulado os *Sutras de*

Patanjali. Qualquer um pode adquiri-lo; mas receio que poucos leitores possam, sem auxílio, tirar dele grande proveito. Primeiramente existe, para elucidar os Sutras, que em suma são simples títulos, uma multidão de comentários em sânscrito, que estão somente em parte traduzidos e, além disso, apresentam a particularidade de se limitarem a repetir todos os termos mais difíceis sem explicá-los. O estudante não encontra nas suas páginas, pois, um auxílio muito eficaz.

Algumas definições

O emprego contínuo de certas expressões, de resto pouco numerosas, necessita algumas breves definições que nos permitirão evitar os mal-entendidos. Essas expressões são: o desenvolvimento, a evolução, a espiritualidade, o psiquismo, o yoga, o misticismo.

"Desenvolvimento" aplica-se sempre à consciência; "evolução", às formas. A evolução, segundo Herbert Spencer, é o processo segundo o qual o homogêneo se torna o heterogêneo, o simples se torna complexo. Mas, para o espírito, para a consciência, não há crescimento nem progresso. O espírito está sempre em toda a sua plenitude e tudo que ele pode fazer é voltar-se para o exterior em vez de permanecer concentrado em si mesmo. O Deus em nós não pode evoluir, mas pode manifestar os Seus poderes pelo intermediário da matéria de que Ele se apropriou e que evolui para O servir. Ele Próprio não manifesta o que é. Nesta altura muitas passagens dos grandes místicos lhes virão talvez ao espírito. "Torna-te o que és", diz Santo Ambrósio. Frase paradoxal, mas que resume uma grande verdade. "Torna-te, significa, em manifestação exterior o que és no fundo de ti mesmo". É precisamente esse o objetivo de todo o yoga.

A "espiritualidade" é a realização do Um.

O "psiquismo" é a manifestação da inteligência num veículo material qualquer[4].

O "yoga" é a procura da união pelo intelecto; é uma ciência.

O "misticismo" procura atingir o mesmo fim pela emoção[5].

Veja o místico. Ele fixa a atenção sobre o objeto do seu culto, perde a consciência de si mesmo e, num transporte de amor e de adoração, abandona toda ideia externa; abisma-se no objeto do seu amor e deixa-se levar para Deus como por uma torrente de emoção. Ele ignora como pôde atingir esse ponto de exaltação; só está consciente de Deus e do amor para com Ele. Tal é o arrebatamento do místico, o triunfo do santo.

---

4 V. *Conferências de Londres*, 1907. "Espiritualidade e psiquismo."
5 O termo "yoga" pode, está claro, aplicar-se a qualquer maneira de se unir ao Eu, qualquer que seja o caminho seguido. O termo é aplicado aqui no seu sentido mais restrito, como se ligando mais especialmente à inteligência, como sendo uma ciência. É esta a opinião de Patanjali.

Muito diferente é o método do yogue. Ele avança passo a passo, plenamente consciente do que faz. Guia-o a ciência e não a emoção. Eis porque as pessoas que não amam a ciência, ao encontrarem o estudo árido e sem interesse, não desenvolvem ainda em si o lado da sua natureza que na prática do yoga encontraria um auxílio mais eficaz. O yogue pode servir-se da devoção como de um meio. Patanjali o diz muito claramente. Entre os numerosos meios de seguir o yoga indicados por este autor, fica-se surpreendido de se encontrar "a devoção por Ishvara". Aqui se afirma o espírito do pensador científico. A devoção por Ishvara não é em si um fim, mas o meio de atingir um fim que é a concentração mental. Vocês notarão imediatamente a diferença de temperamentos. A devoção por Ishvara é o caminho do místico. Graças a ela o místico chega à comunhão. Esta mesma devoção, considera-a o yogue, na sua maneira científica, como um meio de concentrar o seu pensamento. Este exemplo nos faz compreender melhor que longas explicações a diferença de caráter entre o misticismo e o yoga. O primeiro vê na devoção por Ishvara uma maneira de atingir o bem-amado; o segundo serve-se dela para chegar à concentração. Para o místico, o objeto que o atrai é Deus em Si Mesmo; ele se aproxima de Deus como de uma fonte de beatitude; aspira a unir-se conscientemente a Ele. Para o yogue, fixar a atenção em Deus não é senão um meio de chegar à concentração mental. Para o segundo, a devoção serve para obter um resultado. Para o primeiro, Deus é o fim desejado; o êxtase permite atingi-lo sem desvios.

Deus esta fora de nós e em nós

Isso nos conduz à relação que existe entre Deus fora de nós e Deus em nós. Para o yogue, que representa o pensamento hindu por excelência, a única prova verdadeira da existência de Deus está no testemunho do Eu interior; e ele procura por esta prova fazendo cair sucessivamente todas as limitações que cercam a consciência, até o dia em que ele atinge a consciência pura, revestida por único véu de uma película diáfana de matéria nirvânica. Você sabe então que Deus existe. Encontramos igualmente num Upanishad esta expressão: "cuja única prova é o testemunho do Eu". Isso é muito diferente dos métodos ocidentais que se esforçam por demonstrar a existência de Deus por argumentos e raciocínios. Ele está acima, Ele está para além do raciocício e, ainda que a razão possa servir-nos de guia, ela não pode demonstrar que Deus existe. A única maneira de O conhecer é mergulhar nas profundidades do seu foro íntimo. Aí você O encontrará e saberá que Ele existe ao mesmo tempo fora de você e em você. O yoga é um sistema cuja prática permite-nos eliminar da nossa consciência tudo o que não seja Deus, exceto o véu último constituído pelo átomo nirvânico, e assim saber com a certeza absoluta da convicção de que Deus existe. Para o hindu somente esta convicção íntima é que merece o nome de fé. Eis por que se diz que a fé ultrapassa a razão, o que muitas vezes a faz confundir com a incredulidade. A fé ultrapassa a razão porque ela é o testemunho prestado pelo Eu à sua própria existência, e que ela é esta convicção de existir no Eu, de que a razão não é senão uma das manifestações exteriores. A única fé verdadeira é esta convicção interior no Eu mais profundo, convicção que nenhum argumento pode fortificar ou enfraquecer; é a única convicção absoluta. O propósito do yoga é permitir-nos estabelecer com o Eu relações constantes, não à luz de um relâmpago intuitivo, mas de uma maneira contínua, firme, invariável. Quando o Eu foi atingido, como é que desde então perguntaria o homem: "Há um Deus?"

Modificações da consciência e vibrações da matéria

É necessário possuir algumas noções do que são, por um lado, esta consciência que é nós mesmos, por outro a matéria que a envolve, mas com a qual o Eu muitas vezes se identifica.

Quais são as características da consciência? A mudança e a certeza fundamental de que ela existe. A consciência de existir é invariável; para além dela tudo varia, e a mudança só pode transformar a consciência em Eu-consciência. A consciência desloca-se incessantemente, mas tem por centro da sua órbita uma ideia imutável, a do Eu-existência. A própria consciência não é afetada por nenhuma mudança de posição ou de lugar; ela sofre apenas modificações interiores.

Na matéria, qualquer modificação é produzida por um deslocamento. Uma modificação de consciência é uma mudança de estado; uma modificação da matéria é uma mudança de lugar. Além disso, a cada uma das modificações de uma consciência correspondem vibrações na matéria que constitui o seu veículo. Examinando-a, a matéria apresenta três qualidades fundamentais: o ritmo, a mobilidade, a estabilidade – *sattva, rajas, tamas*. *Sattva* é o ritmo, a vibração; é mais que *rajas* ou a mobilidade; é um movimento regulado, uma oscilação determinada, um comprimento de onda, uma vibração.

Mas, pergunta-se muitas vezes, como é que dois princípios tão diferentes como a matéria e o espírito podem afetar-se mutuamente? É possível lançar uma ponte sobre o abismo que Tyndall declarava para sempre intransponível? Sim. O indiano o transpôs, ou melhor, mostrou que não havia abismo. Para ele a matéria e o espírito são as duas fases do Um. Além disso, submetendo a uma análise sutil as relações entre a consciência e a matéria, ele reconhece que em todo o Universo o Logos impõe à matéria uma certa relação de ritmos, correspondendo cada vibração da matéria a uma modificação de consciência. Nenhuma modificação de consciência, mesmo a mais sutil, há que não produza na matéria uma vibração particular; nenhuma vibração na matéria que não corresponda a uma certa modificação de consciência. É o primeiro grande ato do Logos, que as Escrituras hindus reconhecem na constituição do átomo, no *Tanmatra*, "a medida de isto", a medida da consciência. Aquele que é a própria consciência impõe à matéria na qual trabalha a faculdade de responder a qualquer modificação de consciência, isto é, possibilidades vibratórias infinitas. Existe, pois, entre o Eu e os seus invólucros uma relação invariável: por um lado a modificação da consciência, por outro, a vibração da matéria, e vice-versa. É o que permite ao Eu conhecer o Não Eu.

Estas correspondências são utilizadas pelo *raja yoga* e pelo *hatha yoga*, o yoga régio e o yoga da resolução.

O *raja yoga* tem por fim submeter à vontade as modificações da consciência e, por isso mesmo, dominar os veículos materiais.

O *hatha yoga* procura dominar as vibrações da matéria e, por consequência, despertar na consciência as modificações desejadas. O ponto fraco do *hatha yoga* é que a sua ação não pode ultrapassar o plano astral. Além disso, o esforço considerável imposto à matéria comparativamente pouco maleável do plano físico produz por vezes a atrofia dos próprios órgãos cuja atividade é necessária para determinar nas consciências as modificações desejadas. O hatha yogue submete à sua vontade órgãos de que a consciência do estado de vigília já não tem de se ocupar, tendo deixado a guarda à sua parte inferior, a "subconsciência"; o seu método é muitas vezes útil para evitar as doenças, mas não atinge um fim mais elevado. Quando ele começa a atuar nos centros cerebrais em relação com a consciência ordinária, e, mais ainda, quando procura influenciar os centros especiais da consciência superior, ele aborda uma região perigosa e as suas práticas têm muito mais probabilidades de produzir a paralisia do que o desenvolvimento.

Seria impossível conhecer a matéria sem a relação de que acima falei. À modificação produzida no pensador responde uma mudança exterior à qual o pensador, por sua vez, responde determinando para fora uma modificação particular. A matéria constitutiva do corpo que lhe serve de invólucro encontra assim o seu equilíbrio. Por isso podemos dizer que é graças às transformações rítmicas produzidas na matéria que esta se torna reconhecível. Existe uma relação invariável entre as duas fases do Logos manifestado, que contudo é Um; ela permite à consciência conhecer a matéria, e o Eu percebendo mudanças em Si Próprio percebe ao mesmo tempo as do mundo exterior que correspondem às suas.

O mental

O que é o mental? Do ponto de vista do yoga, é simplesmente a consciência individualizada, considerada no seu conjunto; é toda a sua consciência, nela compreendidas as nossas atividades que a psicologia ocidental exclui do mental. O yoga só é possível tomando-se por base a psicologia oriental.

Como descrevemos esta consciência individualizada? Primeiramente ela se apercebe da existência dos objetos; ela os deseja e, por consequência, procura atingi-los. Daí os três aspectos da consciência: a inteligência, o desejo e a atividade. No plano físico predomina a atividade, ainda que o desejo e o pensamento estejam presentes. No plano astral predomina o desejo; o pensamento e a atividade estão subordinados a ele. No plano mental a inteligência é a nota dominante; ela excede o desejo e a atividade. Elevem-se até ao búdico; é o conhecimento ou razão pura que predomina. E assim sucessivamente. Nunca nenhuma das três qualidades está ausente, mas uma delas sobrepuja as outras. O mesmo acontece para a matéria que lhes pertence. Das combinações que entram na composição dos nossos corpos dependerá o modo de atividade desses corpos do ponto de vista da consciência. Para praticar o yoga é necessário fazer entrar nos nossos corpos as combinações rítmicas e dar-lhes o passo sobre a atividade e sobre a inércia. O yogue quer que o seu corpo esteja de acordo com o seu mental.

Os estágios da evolução mental

Esta evolução, segundo Patanjali, passa por cinco estágios distintos, e Vyasa, no seu comentário, diz-nos que "esses estágios do mental existem em cada plano".

No primeiro (*kshipta*) o mental deixa-se transportar para aqui e além; é então o mental inconstante da humanidade nas suas origens; no homem, é o mental da criança que não cessa de passar de um objeto a outro: corresponde à atividade no plano físico.

O estágio seguinte é o da confusão (*muhda*); corresponde ao do adolescente, que dominado, perturbado pelas emoções, começa, todavia, a sentir a sua ignorância. É um estado superior à inconstância mental da criança, um estado característico correspondente à atividade no mundo astral.

Depois vem o estágio da preocupação ou da enfatuação (*vikshipta*); é o estado do homem possuído por uma ideia, pelo amor, pela ambição ou por qualquer outra preocupação. O homem já não é um adolescente indeciso; sabe o que deseja; uma ideia o domina; quer seja a ideia fixa do alienado ou a que faz o herói ou o santo, ela o domina. A qualidade da ideia, o grau de verdade ou de erro que ela contém, eis o que distingue o louco do mártir.

Quer seja um ou outro, o homem é escravo de uma ideia fixa que nenhum raciocínio pode destruir. Está convencido de que o seu corpo é de vidro, nenhum argumento poderá demonstrar-lhe que ele se engana;

ele se considerará sempre frágil como o vidro. Se esta ideia fixa é uma ilusão, há ideias fixas que fazem o herói e o mártir. Neste caso o homem sacrifica tudo por uma grande verdade que lhe é mais cara que a vida, que o possui e o domina; por ela encara alegremente a morte. Nesta disposição mental o homem, dizem-nos, está a ponto de atingir o yoga, porque aprende a concentrar-se; pouco importa que seja sob o império de uma ideia fixa. Este estágio corresponde à atividade no plano mental inferior.

Possui o homem a ideia em vez de ser escravo dela, este estado mental de fixidez voluntária (em sânscrito *ekagrata*) constitui o quarto estágio. O homem chegado desde então à idade madura está pronto para a vida verdadeira; subordinou toda uma existência terrestre a uma única ideia, aproxima-se do yoga; escapa à engrenagem deste mundo, cujas seduções já não têm poder sobre ele. Tendo-se tornado senhor daquilo que outrora o dominava, ele apresenta as aptidões necessárias ao yogue e submete-se ao desenvolvimento que deve acelerar os seus progressos. Este estágio corresponde à atividade no plano mental superior.

O quarto estágio, ou *ekagrata*, conduz ao quinto (*niruddha*), o estágio do homem que dirige o Eu superior. Quando, tornado capaz de possuir uma única ideia, o homem eleva-se acima de todas as ideias, escolhe à sua vontade, toma ou abstém-se, segundo a decisão da vontade iluminada, então submetido ao Eu superior, ele pode com vantagem praticar o yoga. Este estágio corresponde à atividade no plano búdico.

No terceiro estágio (*vikshipta*), em que está possuído pela sua ideia, o homem aprende o *viveka*, isto é, o discernimento entre o exterior e o interior, o real e o irreal. Depois de ter aprendido esta lição, ele dá mais um passo e, em *ekagrata*, escolhe uma ideia única, a vida interior, fixa sobre ela o seu mental e aprende assim a renúncia (*vairagya*). Elevando-se acima do desejo de possuir os objetos com que poderia gozar, ele não pertence já a este mundo nem a nenhum outro. Avança então para o quinto estágio, dirigido pelo Eu superior. Para o atingir procura adquirir as seis qualidades (*shatsampatti*), que dizem respeito ao aspecto vontade da consciência, como as duas outras, *viveka* e *vairagya*, dizem respeito aos aspectos conhecimento e atividade.

Ao estudarem o seu próprio mental vocês poderão determinar até que ponto estão prestes a começar o estudo efetivo do yoga. Estudem-no para reconhecerem em vocês mesmos os estágios de que falei. Se ainda não atravessaram senão um dos primeiros, não estão prontos para o yoga. A criança e o adolescente ainda não estão aptos para se tornarem yogues. O mesmo acontece com o homem preocupado. Mas, se notarem que um pensamento único os possui, então estarão muito próximos de reunir as condições desejadas. Este estágio conduz ao grau seguinte, onde se chega a escolher o pensamento e ligar-se a ele voluntariamente. Só há um passo muito curto a dar para atingir o estágio em que o nosso domínio se torna absoluto, em que poderão à sua vontade impedir qualquer movimento ao seu mental. Desde então é relativamente fácil passar ao *samadhi*.

A consciência pode ser dirigida para o interior ou para o exterior

Há dois gêneros de *samadhi*: um está voltado para o exterior, o outro para o interior. A consciência voltada para o exterior vem sempre primeiramente, e vocês estão no estado de *samadhi* próprio da consciência de vigília voltada para fora, quando, elevando-se acima dos objetos, atingem os princípios de que eles são as manifestações e que, através da forma, a vida lhes aparece. Darwin estava neste estágio quando entreviu a lei da evolução. É o *samadhi* voltado para fora, o *samadhi* do corpo físico.

O seu nome técnico é *samprajnata samadhi* ou "samadhi com consciência". Prefiro, contudo, falar da consciência voltada para o exterior, isto é, consciência dos objetos que o cercam. Quando estes desaparecem ou, por outros termos, quando a consciência se separa do invólucro que permite vê-la, então começa *asamprajnata samadhi* ou "samadhi sem consciência". Prefiro chamá-la a consciência voltada para o interior, pois é desviando-se do exterior que o homem atinge este estágio.

Em cada plano os graus sucedem-se uns aos outros. Primeiramente a concentração intensa que se exerce sobre os objetos e vai procurar sob a forma exterior os princípios de que esta forma é a expressão. Depois, a consciência desvia-se do invólucro de que até então se serviu e retira-se para si mesma, quero dizer para outro invólucro que ela não reconheceu ainda como sendo um invólucro. Neste estágio sucede a "névoa", o sentimento nascente de um elemento exterior, a percepção vaga de um "não sei quê" que não é ela própria. Depois do que, o invólucro superior começa a funcionar e a consciência reconhece, como tais, os objetos do plano imediatamente superior que correspondem a este invólucro. Assim no ciclo completo sucedem-se: *samprajnata samadhi, asamprajnata samadhi, megha* (a "névoa"), depois *samprajnata samadhi* do plano seguinte, e continua sempre a mesma progressão.

A névoa

Este termo, *dharma-megha*, a névoa do justo ou da religião, é muito pouco explicado pelos comentadores; eles se limitam a dizer que todo o bom *karma* gerado no passado acumula-se acima do homem e desce sobre ele em chuva de bênçãos. Procuremos uma explicação menos lacônica. A palavra "névoa" é muitas vezes empregada pelo misticismo ocidental. "A névoa sobre a Montanha", "a névoa sobre a sede da Misericórdia" são termos bem conhecidos do estudante. A experiência que eles exprimem é familiar a todos os místicos nas suas fases inferiores, e a alguns na sua plenitude. Nas suas fases inferiores, é a experiência de que acabamos de falar, em que a retirada da consciência para um novo veículo que não é ainda reconhecido como tal é seguida pela entrada em atividade deste veículo, caracterizada ela própria pelo vago sentimento de um elemento exterior novo. Parece que se está cercado de um espesso nevoeiro. Conscientes de não estarem sós, estão, contudo, incapazes de discernir qualquer coisa. Permaneçam calmos, sejam pacientes; esperem. Que a sua consciência permaneça absorta. Em breve tempo a névoa se tornará menos espessa e aos seus olhos maravilhados se revelará, primeiramente de uma maneira parcial, depois em toda a sua beleza, um mundo superior.

Esta experiência se renovará muitas vezes, até o dia em que, a sua consciência concentrada no plano búdico e nos seus esplendores, tendo-se desvanecido, porque ela se retirou até deste invólucro admirável, vocês se encontrarão na névoa propriamente dita. A névoa sobre o santuário, a névoa que cobre o Santo dos Santos e vela ainda o Eu. Então, lhes parece, a própria existência lhes é progressivamente retirada;

todo elemento tangível lhes escapa; estão suspensos no vácuo; é o horror das trevas profundas, uma solidão sem nome. Suportem, suportem essas agonias. Tudo deve desaparecer. "Somente o Eterno pode nos auxiliar". Deus só resplandece no silêncio. "Cala-te e sabe que eu sou Deus", diz o hebreu. No silêncio uma voz se elevará: a voz do Eu. Nesta tranquilidade absoluta uma vida se fará sentir: a vida do Eu. Neste vácuo uma plenitude se revelará: a plenitude do Eu. Nestas trevas brilhará uma luz: a glória do Eu. A nuvem se dissipará e o esplendor do Eu se manifestará. O que a princípio não era mais que uma majestade longínqua, apenas entrevista, se tornará para vocês uma realidade constante. Finalmente, conhecendo o Eu, sabendo que são um com Ele, entrarão na Paz que só pertence ao Eu.

Conferência 2

Escolas intelectuais

O estudante de psicologia familiarizado com o sânscrito não pode desconhecer o valor desta língua para quem quiser tratar o assunto de uma maneira precisa e científica. O sânscrito, a língua "bem-feita", "construída", "reunida", presta-se melhor do que qualquer outra à elucidação das dificuldades psicológicas. Quantas vezes a simples forma de uma palavra é uma indicação e sugere uma explicação ou uma relação. Esta língua está de tal modo construída que uma só palavra pode apresentar sentidos múltiplos. Esta conexão verbal permite-lhes, pois, quando falam ou empregam o sânscrito, encontrar todas as ideias, todas as verdades e todos os fatos associados. Existe em sânscrito um limitado número de raízes importantes, das quais deriva uma quantidade enorme de palavras.

O termo "yoga" significa juntar (*yuj*). Esta raiz encontra-se em muitas línguas: em inglês, por exemplo (e está claro, pelo latim, onde encontrarão as palavras *jugare, jungere*, unir). Toda uma série de palavras inglesas dela derivam e vieram-lhe já ao pensamento, tais como *junction, conjunction, disjunction,* e assim sucessivamente. A palavra inglesa "*yoke*" é também derivada desta raiz sânscrita. Assim, vocês podem encontrar em todas as palavras, pensamentos ou fatos que se liguem a esta raiz única, o sentido da palavra "yoga", e verificar tudo o que ela representa nos processos intelectuais ordinários, o valor de muitas palavras conexas que nos mostrem, por assim dizer, o caminho que conduz ao sentido verdadeiro. Em outras línguas, como o francês, encontramos a palavra *"rapport"*, que é constantemente empregada em inglês. *"Être en rapport"* é bem uma expressão francesa, mas passou de tal modo para a nossa língua que está sendo continuamente empregada entre nós. Ora, de certos pontos de vista, este termo aproxima-se muito mais que qualquer outro do sentido apresentado pela palavra sânscrita "yoga". "Estar em relação com", "ligar-se a"; "confundir-se com"; etc.: todas estas ideias se podem agrupar sob a mesma ideia de "yoga".

Quando Sri Krishna diz em sânscrito: "O yoga é o equilíbrio", exprime uma ideia perfeitamente natural, uma vez que o yoga implica a ideia de balança de fiel, e em sânscrito equilíbrio diz-se *samatva* ou a qualidade do que é união. Esta sentença é, pois, perfeitamente simples e clara, não implicando nenhum sentido profundo, mas somente um dos principais sentidos da palavra empregada por Sri Krishna. Outro tanto direi de uma outra palavra contida no comentário ao sutra que citei a semana passada: "O yoga é o *samadhi*". Para quem não souber senão o inglês, estas palavras não apresentarão uma ideia bem nítida e cada uma delas exigirá uma explicação. Mas para quem souber o sânscrito, as duas palavras são conexas. Yoga significa, como vimos, "reunido sob um mesmo jugo", e *samadhi* é derivado da raiz *dha*, colocar, e das preposições *sam* e *a*, que dão o sentido da união completa. O sentido literal da palavra *samadhi* é, pois, "reunir completamente". Em inglês, o equivalente etimológico seria a palavra "composto" (*com-sam; posita-logar*).[6] *Samadhi* significa, pois, "concentrar o mental, impedir-lhe qualquer distração". Do ponto de vista filológico, como do ponto de vista prático, as palavras "yoga" e "*samadhi*" estão inseparavelmente associadas. Quando o comentador Vyasa nos diz: "O yoga é o mental disciplinado", nos dá uma ideia clara e precisa do que esta palavra implica. *Samadhi* acabou muito naturalmente por significar o estado de transe resultante de uma perfeita tranquilidade imposta ao mental, mas não se deve perder de vista o sentido primitivo.

Ao explicar o que é o yoga, nota-se, pois, muitas vezes em inglês a falta de um equivalente capaz de traduzir os múltiplos sentidos dados pelo sânscrito e eu não poderia obrigar aqueles dos meus ouvintes que podem fazê-lo a familiarizarem-se pelo menos suficientemente com esta admirável língua para que a literatura do yoga se lhes torne mais inteligível do que às pessoas que ignoram o sânscrito.

---

6 No original, "*to compose*" (*com = sam; posita = place*). (N. E.)

As suas relações com os sistemas filosóficos da Índia

Permitam-me que atraia a sua atenção sobre a função desempenhada pelo yoga em duas grandes escolas filosóficas hindus, uma vez que nem o inglês nem o indiano que ignorem o sânscrito poderão jamais compreender bem as principais obras indianas traduzidas e publicadas aqui ou no Ocidente, nem o valor das alusões que nelas se encontram, se não se familiarizarem até certo ponto com as principais doutrinas destas grandes escolas filosóficas; elas são a própria base das obras de que acabo de falar e que são conhecidas de muitos de nós.

Tomemos em primeiro lugar o *Bhagavad Gita*. Entre os meus ouvintes, quer sejam indianos ou ingleses, há poucos sem dúvida que conheçam suficientemente esta obra, que dela tiram o auxílio para o seu progresso espiritual e que se tenham familiarizado com a maior parte dos seus preceitos. Mas ao lê-lo vocês ficarão sempre mais ou menos envolvidos no nevoeiro se ignorarem que ele tem por base uma filosofia indiana especial e que quase todos os termos técnicos têm, em suma, o sentido que lhes é dado no sistema filosófico conhecido pelo nome de samkya. Certas sentenças ligam-se antes à vedanta, mas quase sempre as ideias têm o caráter samkya. Supõe-se, pois, que os leitores fiquem conhecendo nas suas linhas gerais a filosofia samkya. Não entrarei em detalhes, mas devo expor-lhes os principais, uma vez que, se vocês chegarem a compreendê-los bem, lerão o seu *Bhagavad Gita* com muito mais proveito do que anteriormente e, além disso, poderão pôr em prática os ensinamentos em matéria de yoga como seria quase impossível fazê-lo sem isso.

No *Bhagavad Gita*, como nos *Sutras de Patanjali*, os termos são samkya e, historicamente falando, o yoga, ou pelo menos a sua filosofia, é baseado sobre o samkya. Esta não tem por objetivo a existência da Divindade, mas somente o "Devir", de um Universo, a ordem da sua evolução. Eis o motivo por que ela é muitas vezes chamada *Nirishvara samkya*, o samkya sem Deus; mas liga-se tão estreitamente ao sistema do yoga que este é chamado *Seshvara samkya*, o samkya com Deus. Para maior clareza devo, pois, primeiramente fazer o esboço de uma parte da filosofia samkya, a que trata das relações entre o espírito e a matéria; depois mostrar-lhes em que ela difere da concepção vedântica do Eu e do Não Eu. Finalmente veremos que a teosofia, fazendo-nos conhecer os fatos de ordem natural, reconcilia estes dados divergentes. Se as sentenças proferidas no *Gita* pelo Senhor do yoga parecem-lhes por vezes contraditórias, é porque os termos são ora os do samkya ora os do vedanta, sistemas cujos pontos de partida são diferentes, porque um encara o mundo do ponto de vista da matéria e o outro do ponto de vista do espírito. Se vocês adquirirem os conhecimentos teosóficos, os conhecimentos dos fatos lhes permitirão traduzir os termos empregados. É sobre a maneira de reconciliar e de compreender estas expressões aparentemente contraditórias que desejo chamar agora a sua atenção.

A escola samkya começa por lhes dizer que o Universo é o resultado de dois fatores, de um par de opostos primordial, o espírito e a matéria, ou, mais exatamente, os espíritos e a matéria. O espírito é chamado *purusha*, o homem. Cada espírito é um indivíduo. *Purusha* é uma Unidade, uma unidade de consciência. Todos os espíritos são da mesma natureza, mas eternamente distintos entre si. Estas unidades são numerosas; os *purushas* são inumeráveis no reino humano, mas, se o seu número é infinito, são de idêntica natureza; são homogêneos. Cada *purusha* apresenta três características e estas são as mesmas para todos. A primeira é a percepção; ela se tornará o poder de conhecer. A segunda é a vida ou prana; ela se tornará a atividade. A terceira é a imutabilidade, essência da eternidade; ela se tornará a vontade.

A eternidade não é, como a supõem injustamente certas pessoas, a duração sem limites. São essas duas noções que nada têm de comum, duas noções absolutamente diferentes. A eternidade é inalterável, imutável, simultânea. Nenhuma duração, mesmo interminável, admitindo que uma tal coisa existisse, poderia constituir a eternidade. O fato único de *purusha* possuir este atributo da imutabilidade mostra-nos que ele é eterno, porque a imutabilidade é o próprio caráter da eternidade.

Tais são, segundo o samkya, os três atributos de *purusha*. Eles são, como no vedanta, *sat, chit* e *ananda*, mas nos dois sistemas os atributos são fundamentalmente idênticos. A percepção ou o poder de conhecer é *chit;* a vida ou a força é *sat;* a imutabilidade ou essência da eternidade é *ananda*.

Oposta a estes *purushas*, unidades homogêneas e inumeráveis, encontra-se *prakriti*, a matéria, segundo termo da qualidade samkya. *Prakriti* é uma, os *purushas* são múltiplos. *Prakriti* tem por caráter a continuidade, os *purushas* a intermitência, sendo unidades inumeráveis e homogêneas. A continuidade é a característica de *prakriti*.

Detenhamo-nos um momento neste nome de *prakriti*. Qual o seu sentido primordial? É o de essência. *Pra* significa "exterior", a raiz *Kr* significa "fazer". *Prakriti* significa, pois, "produzir". A matéria é o que permite o "devir" do ser. O ser ou *istência* torna-se, graças à matéria, *ex-istência*, ou o ser manifestado. Chamar matéria ao "que produz ou manifesta" é resumir em uma só palavra o seu caráter essencial. *Prakriti* é que permite ao espírito ou *purusha* que se produza ou "manifeste"; sem a sua presença, *purusha* é inerte, uma pura abstração. *Purusha* não pode manifestar os seus poderes senão pela presença e no seio de *prakriti*. Esta possui igualmente três características, os *gunas* que todos conhecem, os seus atributos ou qualidades: o ritmo, a imobilidade, a inércia. Graças ao ritmo o poder de conhecer torna-se conhecimento; graças à mobilidade, a vida torna-se atividade; graças à inércia, a imutabilidade torna-se vontade.

A relação entre o espírito e a matéria é um conceito muito particular que é preciso compreender bem para evitar noções falsas. Bem compreendido, lançará a luz sobre o *Bhagavad Gita* e interpretaremos sem dificuldades o que dizem as suas páginas de ação e do autor, e do erro que consiste em dizer "eu atuo", porque todos esses termos representam ideias particulares ao samkya.

As três qualidades de *prakriti*, se encararmos esta seperada de *purusha*, estão em equilíbrio, imóveis, fazem-se oposição, neutralizam-se mutuamente. Eis o motivo por que a matéria é chamada *jada*, inconsciente, "morta". Mas tudo muda em presença de *purusha*. Quando *purusha* entra em contato com a matéria dá-se uma transformação profunda, e não superficial.

Purusha, diz Vyasa, atua sobre *prakriti* pela sua vizinhança, e *prakriti* começa a viver. Esta "aproximação" é uma maneira de falar, uma expressão adaptada às nossas ideias de tempo e de espaço, uma vez que não podemos atribuir a "proximidade" ao espírito, este princípio que escapa ao tempo e ao espaço. A palavra "vizinhança" indica uma influência exercida por *purusha* sobre *prakriti*, ela resultaria, se se tratasse de objetos materiais, da sua ação de presença. Aproximem um magneto de um pedaço de ferro macio ou um corpo eletrizado de um corpo neutro, e se produzirão certas modificações no ferro macio ou no corpo neutro. A vizinhança do magneto transforma em magneto o ferro macio, faz nascer nele propriedades características. O ferro apresenta polos, atrai o aço, atrai ou repele a ponta da agulha elétrica. Em presença de um corpo eletrizado positivamente, a eletricidade do corpo neutro sofre um deslocamento, a eletricidade positiva retira-se e a eletricidade negativa acumula-se perto do corpo eletrizado. Resultou uma modificação profunda, nos dois ferros, da aproximação de um outro objeto.

O mesmo acontece com *purusha* e *prakriti*. *Purusha* está inativo, mas dele emana uma influência, influência comparável à ação magnética; ela determina nos três *gunas* uma modificação maravilhosa. Não sei que termos deva empregar para dela dar uma ideia precisa. Não se pode dizer que *prakriti* absorve a influência. Dizer que *prakriti* reflete *purusha* é apenas possível. Mas a presença de *purusha* determina certas modificações internas, destrói em *prakriti* o equilíbrio dos três *gunas*. Estes contrabalançavam-se; nenhuma se tinha manifestado; elas neutralizavam-se mutuamente. Que acontece quando *purusha* influencia *prakriti*? A qualidade de *purusha*, a que eu chamei o poder de conhecer, é apropriada ou refletida pela *guna* chamada *sattva*, o ritmo, e torna-se em *prakriti*, o conhecimento. A qualidade chamada em *puruska* a vida é apropriada ou refletida pela *guna* chamada *rajas*, a mobilidade, e torna-se em *purusha* a força, a atividade. A qualidade chamada em *purusha* a imutabilidade é apropriada ou refletida pela *guna* chamada *tamas*, a inércia, e toma em *prakriti* o caráter de vontade ou de desejo. Assim o equilíbrio absoluto que reinava em *prakriti* sofreu uma modificação pelo único fato da vizinhança ou da presença de *purusha*. Este nada perdeu, mas houve uma modificação na matéria, uma vez que o conhecimento e, com o conhecimento, a força e atividade apareceram nele. Outra modificação se produz simultaneamente em *prakriti*. Por isso o ritmo, ao apropriar-se do poder de conhecer, está sob a influência ao mesmo tempo tripla e una de *purusha* e forçosamente absorve, de um modo secundário, a vida e a imutabilidade sob o aspecto da atividade e do desejo. Outro tanto podemos dizer da mobilidade e da inércia. Nas combinações pode predominar tal qualidade. Será, quer o poder de conhecer e o ritmo, quer a vida e a mobilidade, quer a imutabilidade e a inércia. As combinações nas quais predominam o poder de conhecer e o ritmo, isto é, o conhecimento, tornam-se "o mental na natureza", isto é, o aspecto sujeito ou subjetivo na natureza. As combinações em que predomina uma das duas outras qualidades tornam-se o aspecto objeto ou objetivo da natureza, a "força e a matéria" da ciência europeia[7].

Assim a natureza está dividida em dois princípios, o sujeito e o objeto, e contém tudo o que é necessário para manifestar a atividade, produzir as formas, exprimir a consciência, isto é, o mental, a força e a matéria. *Purusha* nada mais tem a fazer, porque dotou *prakriti* de todas as qualidades possíveis; conservando-se desviado, ele vê essas qualidades formarem mil combinações: mas nenhuma tem poder sobre ele. O drama da existência desenrola-se na matéria; o espírito limita-se a contemplar. *Purusha* é o espectador que assiste à representação; não é ator, mas simplesmente testemunha. O autor é a parte subjetiva da natureza, o mental, que na matéria rítmica é o reflexo das outras qualidades do *purusha*, isto é, a vida e a imutabilidade, nas *gunas, rajas* e *tamas*. A natureza apresenta, pois, todos os elementos que darão origem ao universo. O *purusha* limita-se a contemplar o drama representado em sua presença; ele é espectador e não ator.

Esta ideia encontra-se a cada passo no *Bhagavad Gita*. A natureza faz tudo. As *gunas* fazem nascer o Universo. O homem que diz: "Eu atuo", engana-se e ilude-se; são as *gunas* que atuam e não ele; simples espec-

---

[7] Faz-me observar um amigo que a primeira é o *Shuddha sattva* da escola de Ramanuya e as segunda e terceira a *prakriti* ou espirito-matéria encarado no seu sentido interior.

tador, segue com os olhos a ação delas. Uma grande parte dos ensinamentos do *Gita* tem por base esta concepção do samkya, e seria impossível, para o leitor que ignorasse este fato, jamais descobrir o sentido que se oculta sob as sentenças de tal filosofia particular.

Abordemos agora a ideia vedantina. Segundo este sistema, o Eu é uno, onipresente, por toda a parte espalhado, a única realidade. Nada existe senão o Eu: tal é o ponto de partida. Penetrando, dominando, animando todas as coisas, o Eu em toda a parte está presente. Semelhante ao éter de que toda a natureza é penetrada, o Eu único penetra, governa, sustém, vivifica todas as coisas. Segundo a expressão do *Gita*, o Eu, como o ar que por toda a parte circula, em toda a parte se encontra na infinita diversidade dos objetos. Ao nos esforçarmos por seguir nas suas linhas qual o pensamento vedantino e por empreender esta ideia de um Eu único, universal, que é existência, consciência, beatitude, *sai--chit-ananda*, nos sentimos transportados para uma região filosófica mais elevada que a do samkya. O Eu é uno. Em toda a parte é consciente, existente, feliz. Estas três qualidades do Eu são inseparáveis. Por toda a parte se encontram: nada lhes escapa; manifestam-se em qualquer ponto, em qualquer lugar. Onde se poderia dizer: "O Eu não está aqui?" Onde o Eu estiver – e está em toda a parte – estarão ao mesmo tempo a existência, a consciência e a beatitude. O Eu, sendo consciência, imagina a limitação, a divisão, que por sua vez dão origem à forma, à diversidade, à multiplicidade. Este pensamento do Eu, este pensamento de limitação, é a fonte de infinita diversidade das coisas. A matéria é a limitação que ao Eu impõe a sua própria vontade. *Ekoham bahu syama* – "Sou uno; quero tornar-me o número; quero multiplicar-me"; tal é o pensamento do Um, neste pensamento chama à existência o Universo ilimitado. Nesta limitação que Ele Se impõe voluntariamente, Ele está consciente, Ele é feliz. NEle nasce o pensamento de que Ele é a existência no Eu e eis que toda a existência se torna possível. Ele quer manifestar-Se e toda a manifestação produz-se imediatamente. Toda a beatitude reside nEle; eis por que a lei da vida e a característica essencial de todo o ser dotado de sensação é a procura da felicidade. O Universo resulta da limitação que o Eu, em pensamento, Se impôs. Uma vez que o Eu interrompa este pensamento, o Universo deixa de existir e dissipa-se como um sonho. Tal é a ideia fundamental do vedanta. Este sistema admite os espíritos ou *purushas* do samkya, mas neles só vê reflexos do Eu único, emanações da Sua atividade, que O reproduzem em miniatura, com as limitações que o Eu universal lhes impôs. Estas limitações parecem ser partes do Universo, mas na realidade são Ele próprio. Eis a ação do Eu supremo que cria as limitações e reproduz assim limitadas as qualidades do Eu. A consciência do Eu, do Eu supremo, torna-se no Eu particularizado o poder de conhecer. A existência do

Eu torna-se a atividade ou poder de se manifestar. A beatitude do Eu torna-se a vontade, a mais profunda de todas as energias, a aspiração à felicidade. A resolução de conseguir isso é o que nós chamamos a vontade.

Assim, na vida limitada, a faculdade de conhecer, a faculdade de agir e a faculdade de querer, são reflexos, no Eu limitado, das qualidades essenciais do Eu universal. Por outras palavras, o que era a percepção torna-se, no Eu limitado, a faculdade de conhecer. O que era no Eu universal o sentimento da Sua própria existência, torna-se no Eu limitado, o sentimento de existência de outrem. A percepção do conjunto torna-se no indivíduo a faculdade de conhecer.

O mesmo se dá com a existência do Eu. A existência própria do Eu universal torna-se, no Eu limitado, a atividade, a preservação da existência. A beatitude do Eu universal que se exprime de uma maneira limitada no Eu individualizado, torna-se a vontade que procura a felicidade, a determinação espontânea do Eu, o Seu esforço para Ele próprio Se realizar, as energias mais profundas da vida humana.

As diferenças resultam da limitação, da redução das qualidades universais tornadas qualidades específicas do Eu limitado. Essas três qualidades são idênticas na sua essência, ainda que em manifestações pareçam diferentes. Possuímos a faculdade de conhecer, a faculdade de querer, a faculdade de agir. São estas os três grandes poderes do Eu que se manifestam no Eu separado, na infinita diversidade das formas, desde o *moneron* mais imperceptível ao Logos mais exaltado.

Segundo o samkya, se o *purusha*, o Eu particular, se identificar com a matéria que lhe serve de espelho, cairá na ilusão e na escuridão. O vedanta diz do mesmo modo que, se o Eu eternamente livre Se imaginar estar prisioneiro da matéria e Se identificar com as suas limitações, ilude-Se, está sob o império de maya; porque o maya é o erro do Eu que se identifica com as limitações que o encerram. A menos que fique na ignorância, jamais a eterna verdade será escrava da matéria; jamais a eterna pureza será manchada pela matéria; jamais o eterno conhecimento será enganado pela matéria. As Suas próprias ilusões limitam as Suas faculdades; o Eu está ligado porque Se julga ligado, impuro porque Se julga impuro, ignorante porque Se julga ignorante. Quando o Seu erro se dissipa, Ele encontra-se eternamente livre, eternamente puro, eternamente sábio.

A grande diferença entre o samkya e o vedanta é que, no primeiro *purusha* é o espectador, nunca o ator, no segundo o Eu é que é o ator, e o resto maya. Só o Eu é que atua, afirma o vedanta. Como diz o Upanishad: o Eu quis ver e houve olhos; o Eu quis ouvir e houve ouvidos; o Eu quis pensar e houve um mental. Os olhos, os ouvidos, o mental existem porque, ao querer que eles existissem, o Eu chamou-os à existência. O Eu apodera-se da matéria para que ela Lhe sirva para lhe manifestar os Seus poderes. É este o ponto que distingue o samkya do vedanta. No samkya a presença de *purusha* desperta na matéria ou *prakriti* todas essas características. É *prakriti* que atua e não *purusha*. No vedanta o Eu é que existe e é o que atua. Ele imagina a limitação e a matéria aparece; Ele apodera-se desta matéria afim de poder manifestar as Suas próprias capacidades.

A maneira como o samkya encara o Universo é a do sábio; o ponto de vista do vedanta é o do metafísico. Sem o saber, Haeckel concebeu um sistema filosófico quase idêntico ao samkya e que muito se aproxima dele a ponto que uma ideia a mais faria dele o próprio samkya. Haeckel não foi até pôr em princípio esta vizinhança da consciência que o samkya postula na sua última dualidade: estabelece a existência da força e da matéria, mas não a de *purusha*. A sua última obra criticada por *Sir* Oliver Lodge é perfeitamente inteligível do ponto de vista hindu, uma vez que nela encontramos uma exposição quase completa da filosofia samkya e esta atitude mental do sábio indiferente ao porquê dos fatos que registra. O vedanta, como há pouco o disse, é a filosofia do metafísico, cujo fim é atingir a unidade onde se enraizam e se vêm fundir todas as diferenças.

Que luz pode a teosofia lançar sobre estes dois sistemas? Como sempre, isto é, fazendo conhecer o Universo tal como ele é constituído. Ela permite assim a qualquer pessoa refletida reconciliar dados parciais e que parecem contradizerem-se. Com o vedanta a teosofia proclama o Eu universal. Tudo o que o vedanta diz do Eu universal e das limitações que Ele Se impõe, a teosofia o repete. A estas entidades voluntariamente limitadas nós chamamos mônadas e dizemos, como os vedantinos, que essas mônadas reproduzem a natureza do Eu universal de que fazem parte. Eis por que nelas encontramos as três qualidades do Eu supremo. As mônadas são unidades e correspondem aos *purushas* do samkya, mas com uma grande diferença: a sua função não é a observação passiva; elas cooperam ativamente no drama do Universo e dos seus cinco planos e assemelham-se a espectadores que fizessem mover por meio de cordéis os atores em cena. A mônada tira do Universo o material dos átomos que correspondera às três qualidades que lhe pertencem e, nesses átomos, ela pensa, quer e age. Ela apropria-se das combinações rítmicas e manifesta a sua qualidade de conhecer; apropria-se das combinações caracterizadas pela mobilidade e por elas mostra a sua atividade, das combinações caracterizadas pela inércia e por elas exerce a sua faculdade e a sua vontade de ser feliz.

Notem as diferenças na expressão e no pensamento. Segundo o samkya a matéria transformou-se para refletir o espírito; na realidade o espírito apropria-se dos fragmentos de matéria e por eles exprime os seus próprios característicos, diferença enorme. Para se exprimir o espírito cria um ator e este ator é "o homem espiritual" da doutrina teosófica, a tríade espiritual, o atmã-buddhi-manas a que brevemente voltaremos.

Permanecendo a mônada sempre para além do quintuplo Universo, é, neste sentido, espectadora. Ela está para além dos cinco planos materiais, para além do plano átmico ou akáshico, para além do plano búdico, para além do plano mental ou de Agni, para além do plano astral ou plano de Varuna, para além do plano físico ou plano de Kubera. Para além de todos esses planos paira a mônada, o Eu, consciente de Si próprio. A mônada reina numa paz inalterável e na eternidade. Mas como há pouco disse, ela apropria-se da matéria. Apoderando-se de um átomo do plano átmico ela incorpora de qualquer modo a sua vontade neste átomo e torna-se atmã; apoderando-se de um átomo do plano búdico, ela faz dele um espelho pelo seu aspecto conhecimento e o átomo torna-se buddhi; ela apodera-se de um átomo do plano manásico, introduz aí de qualquer maneira a sua atividade, e o átomo torna-se manas. Assim se constitui a tríade atmã, mais buddhi, mais manas, reflexo, no Universo quintuplo, da mônada que está para além deste Universo. Tais são os fatos na natureza.

É fácil encontrar nas outras escolas o equivalente dos termos teosóficos. A mônada da teosofia é o *jivatma* da filosofia indiana, o *purusha* do samkya, o Eu particularizado do vedanta. A tríplice manifestação atmã-buddhi-manas resulta da aproximação de *purusha* e de *prakriti;* é objeto da filosofia samkya; é, segundo a doutrina vedantina, o Eu revestido dos Seus invólucros; o primeiro trata do sujeito, reflexo de *purusha* na matéria. Vejam, pois, que se trata de fatos idênticos, mas encarados de pontos de vista diferentes. Aproximamo-nos mais do vedanta do que do samkya, mas, se conhecerem os fatos, poderão pôr em seu lugar as afirmações dos dois sistemas e evitar qualquer confusão. Estudem os fatos e poderão interpretar todas as teorias. Eis o que dá o valor do dado teosófico; ele expõe-nos os fatos, deixa-os estudar as filosofias e permite-lhes empreender esse trabalho com um facho na mão, e não já na obscuridade.

Tendo compreendido a natureza do homem espiritual ou tríade, que verificamos relativamente a todas as manifestações da consciência? É que por toda a parte, em cada um dos planos do nosso quintuplo Universo, elas apresentam o duplo aspecto espírito-matéria. O sábio as chamará matéria espiritualizada; o metafísico lhes dará o nome de espírito materializado. As duas expressões são justas, com a condição de se lembrarem que os dois princípios estão invariavelmente presentes em qualquer manifestação e que vejam, não as combinações da matéria, mas sim as do espírito-matéria, cuja união durará tanto quanto o período de manifestação. Se, pois, encontrarem nas páginas de uma obra antiga esta frase: "o mental é material", não se enganem com isso. Fiquem sabendo que o autor fala do ponto de vista do samkya que, contudo, vê a matéria, mas subentende sempre a presença do espírito espectador, presença que torna possível o trabalho da matéria. Ao encontrarem constantemente afirmado nas filosofias indianas que o mental é material, não confundam esta opinião com a ideia contrária sustentada pelo materialista, que "o mental é o produto da matéria", o que é diferente. O samkya exprime-se em termos materialistas, mas postula sempre a influência vivificadora do espírito. E o materialista, pelo contrário, faz do espírito o produto da matéria. Na realidade, um abismo separa estas duas opiniões, ainda que os termos empregados sejam muitas vezes os mesmos.

O mental

"O yoga", diz Patanjali, "é a inibição das funções do mental".

É necessário suprimi-las e, para compreender o que isto quer dizer, exponhamos o que o filósofo indiano entende pela palavra "mental".

O mental, na acepção mais extensa do termo, possui três propriedades ou qualidades principais: a faculdade de conhecer, o desejo ou vontade, a atividade. O yoga não se ocupa de uma maneira direta destas três qualidades, mas de uma somente, a faculdade de conhecer, objeto do samkya. Contudo, como vimos, não podemos separar completamente o poder de conhecer das outras qualidades porque a consciência é una. Ocupamo-nos especialmente desta parte da consciência chamada o poder de conhecer, mas não é possível isolá-la completamente. Eis por que o psicólogo indiano ao estudar esta propriedade chamada o poder de conhecer, a divide em três elementos. Os vedantinos encontram quatro. (Aqui permito-me crer que eles se enganam). Leiam numa obra vedantina o que ela diz do mental, e verificarão que ela o designa por uma palavra cuja tradução significa "órgão interno". Este termo, *antahkarana*, é sempre empregado onde um inglês se serviria da palavra "mental" (*mind*), mas não o é senão relativamente ao poder de conhecer e não à atividade e ao desejo.

Antahkarana, dizem-nos, é quádruplo, porque é constituído por manas, buddhi, ahamkara e chitta. Bem curiosa esta divisão! Nós conhecemos manas, buddhi e ahamkara, mas que se deve entender por *chitta?* Perguntem-no a quem quiserem e observem a resposta; esta será sempre das mais vagas. Tentemos nós próprios analisar esta nova palavra. Talvez ela não se encontre elucidada pela ideia teosófica de três elementos resumidos num quarto que não é propriamente um elemento adicional, mas a soma dos outros três. Manas, buddhi e ahamkara são os três lados de um triângulo que nós chamamos chitta. O chitta não é um quarto elemento, mas a soma dos três primeiros, manas, buddhi e ahamkara. Encontramos aqui a ideia da trindade na unidade. Quantas vezes H. P. Blavatsky completa igualmente os seus grupos de três princípios! Porque ela segue os métodos antigos. O quarto elemento que resume os três primeiros, não é um elemento distinto, mas faz uma unidade da sua diversidade aparente. Apliquemos esta ideia a *antahkarana*.

Tomem a faculdade de conhecer. Ainda que nesta faculdade domine o aspecto correspondente do Eu, ela não pode existir absolutamente independente. O Eu na Sua plenitude está presente em todo o ato de conhecer. O mesmo acontece com os outros poderes. Nenhum pode existir separadamente. Onde o poder de conhecer se afirmar, aí estarão presentes os dois outros, mas em menor grau. A atividade está presente e, com ela, a vontade. Concebam o poder de conhecer tão puro quanto possível, dirigido sobre si mesmo, refletido nele próprio e atingirão a noção do buddhi, razão pura, a própria essência do poder de conhecer.

No Universo, buddhi é representado por Vishnu, a sabedoria que mantém o Universo. Concebam agora o poder de conhecer dirigido para o exterior, refletido na atividade, sua qualidade irmã; esta combinação do poder de conhecer com a atividade chama-se no homem manas ou, no Universo, Brahma, o mental criador. Quando, do mesmo modo, o poder criador se reflete na vontade, ele torna-se ahamkara, o "Eu sou eu" no homem, representado por Mahadeva no Universo. Verificamos assim nos limites do poder de conhecer três elementos distintos, que constituem o órgão interno ou *antahkarana* – manas, mais buddhi, mais ahamkara – mas não podemos conceber um quarto. Que é, pois, *chitta?* É a soma dos três primeiros, o seu conjunto, a sua totalidade. Esta divisão de *antahkarana* em quatro elementos é a maneira de analisar o mental.

O corpo mental

Abordemos agora o estudo do corpo mental, que na prática é considerado como o equivalente do próprio mental.

O primeiro resultado que se obtém ao começarem-se os exercícios do yoga é separar-se do corpo mental e passar deste invólucro ao invólucro imediatamente superior. Vocês não se esqueceram ainda de que no yoga o Eu, como antes dizia, é sempre a consciência mais o veículo de que ele não chega a se separar. Tudo o que está acima do corpo que vocês não podem abandonar constitui, praticamente falando, o Eu, e o seu primeiro esforço deve ser o de se isolar do seu corpo mental. Nestas condições é necessário considerar manas como o Eu e a tríade espiritual atmã-buddhi-manas como independente do corpo mental. Eis o primeiro passo. É necessário poder tomá-lo e pô-lo de parte, como se faria a uma ferramenta, antes que possa haver oportunidade de levar mais longe os progressos do Eu ao libertá-lo dos seus outros invólucros.

O corpo mental é, pois, tomado como ponto de partida. Suprimam os seus pensamentos; imponham-lhe calma. Qual é a condição habitual do corpo mental? Se vocês o estudarem de um plano mais elevado, verificarão que as suas cores mudam constantemente. Elas têm ou uma causa interna ou uma causa externa. Algumas vezes uma vibração vinda do exterior produz uma modificação na consciência e, nas cores do corpo mental, uma mudança correspondente. Se se produzir uma modificação na consciência, uma vibração virá ferir a matéria em que esta consciência funciona. O corpo mental é caracterizado por nuances e por cores que se transformam incessantemente; jamais em repouso, elas transformam-se por toda a extensão desse corpo com uma extrema rapidez. O yoga põe termo a tudo isso, ao mesmo tempo impede que as vibrações e as modificações se produzam. A inibição de modificação da consciência suprime a vibração do corpo mental. A suspensão da vibração do corpo mental impede a modificação da consciência. No corpo mental de um mestre não há outras alterações de nuance, senão aquelas cuja causa é interior. Nenhuma causa exterior há que determine neste corpo mental perfeitamente dominado a menor resposta, a menor vibração. A cor deste corpo *é* como a luz da lua sobre as águas cintilantes do oceano. Todas as cores imagináveis podem ter a sua origem nesta brancura, neste brilho lunar, mas nada do mundo exterior é capaz de encobrir esta inalterável irradiação. Se no interior se produzir uma mudança de consciência, se espalharão em ondas mansas sutis sobre a periferia do corpo mental, o qual responderá unicamente às modificações vindas do interior por uma mudança de cor, e nunca àquelas cuja causa é externa. O corpo mental de um mestre não é nunca para ele o Eu, mas simplesmente um instrumento que ele pode à vontade empregar ou pôr de lado, um invólucro exterior de que ele se serve quando tem necessidade de entrar em comunicação com o mundo interior.

Esta maneira de impedir qualquer mudança de cor no corpo mental fará vocês compreenderem o que se entende pela palavra "inibição". Em yoga suspende-se a atividade mental. É necessário que comecem pelo seu corpo mental; é necessário aprender a maneira de imobilizar todas essas vibrações, de tornar o corpo mental incolor, tranquilo, calmo, incapaz de responder a outras excitações que não àquelas que entenderem submetê-lo. Como reconhecerão que a disciplina do seu mental tem realmente progredido e que já não faz parte do seu Eu? Primeiramente será verificado que vocês podem à vontade deter a corrente dos seus pensamentos e manter o mental em uma perfeita imobilidade. É necessário que vocês se elevem sucessivamente acima de cada um dos seus invólucros, e a prova de que isso foi conseguido é a de que eles já não os afetam. Vocês exercem uma ação sobre eles; eles não exercem nenhuma sobre vocês. No momento em que nenhuma influência exterior consiga perturbar o seu mental; no momento em que o seu mental não responder às excitações exteriores senão às que vocês quiserem, podem dizer dele: "Eu não sou isto". Desde então ele faz parte da ambiência; é para vocês um elemento estranho.

Vocês procederão, em seguida, aplicando um método semelhante, à conquista do corpo causal. Quando forem senhor dele, passarão a dominar o corpo búdico. Quando este estiver submetido a vocês, passarão à conquista do corpo átmico.

O mental e o Eu

"Mas" dirá certamente o infeliz estudante ao saber que as funções desaparecem umas após outras, "que é que acontece ao próprio mental? Se suprimirem todas as funções, que fica então?"

Na Índia, quando o instrutor toca um ponto difícil, um dos seus alunos apressa-se a interrogá-lo. Nos comentários a questão que origina a dificuldade é sempre formulada. Patanjali responde: "Então o espectador permanece na sua própria forma". A teosofia responde: "Fica sendo a mônada". É o termo da nossa peregrinação, o nível mais elevado que a humanidade pode atingir. Tendo sido suprimidos todos os reflexos nascidos no Universo quíntuplo, instrumentos da mônada para manifestar os seus poderes, a mônada reconhece-se a si própria, enriquecida pelas experiências que os seus aspectos manifestados fizeram.

Para o filósofo samkya o problema é difícil de resolver. Se nada mais resta senão o espectador, que se torna ele quando o espectáculo terminou? A sua única função era assistir às atividades mentais. Se estas desaparecem, que é que fica? Ele já não pode ser espectador, pois que nada mais tem a contemplar. A única resposta a dar é esta: "Ele permanece na sua própria forma". Deixando de manifestar-se, tendo-se elevado acima da dualidade, o espírito torna-se latente, desde então incapaz de se manifestar.

Aqui o samkya afasta-se consideravelmente da realidade. O que é verdade é que, após a supressão de todas as funções, a mônada submeteu a matéria ao seu domínio; ela vê abrir-se diante de si um novo ciclo de atividade; não é já escrava; dirige.

Todas as analogias nos mostram que o Eu, ao abandonar sucessivamente cada um dos Seus invólucros, tem, cada vez mais e não cada vez menos, consciência do que realmente é; a luz aumenta para Ele a cada passo para trás; Ele põe de parte um após outro todos os Seus bens; sucessivamente cada um dos Seus corpos aparece-lhe como um elemento estranho e, nesta marcha retrógrada, o sentimento de Sua própria realidade torna-se cada vez mais vivo. É importante não esquecer este fato, porque muitas vezes acontece no Ocidente que o leitor, posto em presença das ideias orientais, compreende mal o sentido do estado de liberação ou de nirvana e traduz esta palavra por aniquilamento ou inconsciência. É esta uma noção falsa que tende a colorir todo o pensamento ocidental quando se ocupa dos métodos do yoga. Imaginem a condição de um homem que se identificasse com o seu corpo a ponto de não poder, mesmo em pensamento, separar-se dele (é o estado do selvagem), e comparem esta com a força, a energia e a lucidez da sua própria consciência mental.

A consciência do selvagem é muito limitada, encerrada como está no corpo físico, de tempos a tempos com um intervalo para a consciência do sonho; nem o vasto campo de nossa consciência ativa, nem o nosso pensamento abstrato existem para ele. Mas esta consciência do selvagem é mais viva ou menos viva que a nossa? Menos viva, me responderão com certeza. Vocês ultrapassaram em larga medida as faculdades que a caracterizam. A nossa própria consciência, mais astral que física, tornou-se por isso mesmo mais penetrante. À medida que o Eu se liberta dos Seus invólucros, compreende melhor a Sua própria natureza; a cada invólucro rejeitado, a luz cresce para Ele. Quanto mais penetrável se torna a circunferência, mais forte se torna o centro, até o dia em que o centro se reconhece em qualquer ponto da circunferência; esta então desaparece, mas não o centro, que subsiste sempre. A sua consciência, dissemos nós, é mais clara, mais viva que a do selvagem; farão progressos semelhantes à medida que vocês se elevarem na escala do ser e que rejeitarem véu após véu. Tornamo-nos mais conscientes da existência, mais conscientes da força do Eu em nós. As faculdades do Eu irradiam com tanto mais brilho quanto menos estiver Ele velado. Por analogia, podemos supor que no dia em que atingirmos a mônada, a nossa consciência será mais poderosa, mais viva, mais próxima ainda da perfeição. Quanto mais vocês aprenderem verdadeiramente a viver, mais os seus poderes e os seus sentimentos ganharão em energia.

Lembrem-se também de que não pode haver fiscalização senão sobre os invólucros, ou partes do Não Eu. Seria um erro supor que vocês dirigem o Eu. Nada disso. O Eu não está submetido a nenhuma disciplina; Ele reina em vocês, imortal; Ele é o senhor e não o servo. Invólucro após invólucro será submetido ao Eu; corpo após corpo se tornará o Seu instrumento, até o dia em que compreendam toda a verdade desta sentença do Upanishad: "Tu és o Eu, Aquele que reina em ti, o Imortal".

Conferência 3

O yoga considerado como ciência

Proponho-me esta tarde a falar-lhes, em primeiro lugar, dos dois grandes métodos do yoga, um dos quais se ocupa do Eu e o outro do Não Eu.

Permitam-me lembrá-los primeiramente de que nos ocupamos somente da ciência do yoga e não de quaisquer outros métodos para atingir a união divina. É sobre o método científico conforme os princípios seguidos na Índia antiga que chamo aqui a sua atenção. Mas, se permaneço nestes limites, não esqueçam que existem ainda dois grandes métodos, o do *bhakti* e o do *karma*. O yoga cujo estudo empreendemos diz respeito ao *marga de Inanam* ou do conhecimento. Nesta via, neste *marga* ou caminho, verificamos, como em toda a natureza, a existência de três subdivisões.

Métodos

Relativamente ao que acabo de chamar os dois grandes métodos do yoga, notamos que num o homem segue a via do conhecimento por buddhi, a razão pura, e que no outro segue a mesma via por manas, a inteligência concreta. Dizia-lhes anteriormente a propósito das subdivisões de *antahkarana* que havia um processo de qualidades refletindo-se umas nas outras. Ora, nos limites do aspecto "conhecimento" do Eu vocês encontram em buddhi o poder de conhecer refletido na vontade; em manas o poder de conhecer refletido na atividade. Se vocês se lembrarem destas três subdivisões, verificarão sem dificuldade que os dois métodos do yoga se ligam muito naturalmente a duas delas. Que diremos da terceira, da vontade que representa *ahamkara* no poder de conhecer? Certamente que também lhe corresponde uma via, mas não se pode propriamente chamar um "método". A vontade derruba todos os obstáculos e coloca-se à força de uma constante resolução, sem perder de vista o fim, e empregando-se para a alcançar ou buddhi ou manas. A metafísica serve para compreender o Eu; a ciência serve para compreender o Não Eu; mas uma e outra são empregadas ou rejeitadas segundo correspondem ou não às necessidades do momento.

Acontece muitas vezes que o homem em quem a vontade predomina ignora como chega aos seus fins; o objeto desejado cai-lhe nas mãos, mas a maneira escapa-lhe; ele queria possuir o objeto; a natureza lhe dá. Em yoga observamos a mesma ignorância no homem de *ahamkara*, tipo secundário da vontade no poder de conhecer. Do mesmo modo que no homem de *ahamkara*, buddhi e manas estão em segundo lugar, assim no homem de buddhi, *ahamkara* e manas estão presentes, mas desempenham apenas um papel secundário. O auxílio de *ahamkara* é indispensável ao metafísico e ao sábio. Esta faculdade de determinação espontânea, esta procura metódica de um fim escolhido, eis o que é necessário em todas as formas de yoga. Que um yogue se proponha seguir a via do conhecimento puro, a de buddhi, ou que queira seguir a do método mais ativo de manas, lhe é necessária a vontade determinante para o amparar na tarefa árdua. Lembrem-se deste texto do Upanishad: "O homem fraco não pode atingir o Eu". É necessária a força; a determinação é necessária; é necessária a perseverança. Para triunfar, todo yogue deve possuir a determinação indomável que é a própria base da individualidade.

Examinemos agora o que são estes dois grandes métodos. Um, poderíamos dizer, é a procura do Eu pelo Eu; o outro a procura do Eu pelo Não Eu. Creio que esta maneira de os encarar nos facilitará o estudo. O homem que procura o Eu pelo Eu procura-o pela faculdade de buddhi; incessantemente voltado para o interior, ele desvia-se do mundo exterior. O homem que procura o Eu pelo Não Eu procura-o pela atividade, pelo trabalho de manas; está voltado para o exterior e, pelo estudo do Não Eu, aprende a conhecer o Eu. O primeiro segue a via do metafísico, o segundo a via do sábio.

Para o Eu pelo Eu

Examinemos um pouco mais detidamente esta via e os seus métodos particulares. O predomínio da faculdade de buddhi caracteriza, dissemos nós, a via do metafísico, do filósofo cujo fim é interior e que se esforça sempre por atingir o Eu mergulhando nas profundezas da sua própria natureza. Sabendo que o Eu está em si, ele tenta despojar-se sucessivamente de todas as Suas vestes, de todos os Seus invólucros e chegar, rejeitando-os assim, à glória do Eu revelado. Para começar, o filósofo deve renunciar ao pensamento concreto e viver na abstração: tem, pois, por método a meditação obstinada, sustentada, paciente, que lhe permitirá chegar aos seus fins; o pensamento enérgico e sem desfalecimento pelo qual passará primeiramente das regiões concretas para as regiões abstratas do mental, depois dessas regiões abstratas ao nível de buddhi, onde nasce o sentimento da unidade. Continuando a elevar-se pelos mesmos esforços, ele atinge em seguida o estágio em que buddhi se desdobra por assim dizer, em atmã, onde finalmente o Eu aparece no Seu esplendor, revestido de uma última película de matéria átmica, invólucro do atmã no quíntuplo mundo manifestado. Tal é a difícil e penosa via que permite atingir o Eu pelo Eu.

O filósofo deve ignorar absolutamente o Não Eu e fechar os seus sentidos ao mundo exterior que já não tem poder sobre ele. Os seus sentidos não devem já responder a nenhuma vibração vinda do exterior; ele fica surdo e cego em presença das seduções materiais e de todos os objetos que constituem o Universo do Não Eu. A solidão lhe é útil enquanto não tiver a força de permanecer insensível às excitações e atrações exteriores. Na Igreja Católica Romana as ordens contemplativas apresentam condições favoráveis para quem quiser seguir esta via, porque se conservam afastadas, o mais longe possível, do mundo exterior com as suas ciladas, as suas tentações, os seus obstáculos. Desviando-se constantemente do mundo, o yogue deve fixar sobre o Eu o seu pensamento, a sua atenção. Eis por que as faculdades chamadas *siddhis* são verdadeiros obstáculos, e não auxílios para as pessoas que seguem esta via. A afirmação constantemente repetida de que é necessário evitar os *siddhis* implica aliás muito mais do que o supõem em geral os nossos teósofos modernos. Estes declaram que os *siddhis* se devem evitar, mas esquecem que o indiano que sustenta a mesma opinião evita empregar os seus sentidos físicos porque estes órgãos prejudicam-no. Certos teósofos recomendam que não se empreguem os sentidos do corpo astral e mental, mas não acham nenhum inconveniente num livre exercício dos sentidos físicos, não suspeitando que eles possam constituir um obstáculo. Por que não? Se sob as suas formas sutis os sentidos são obstáculos, do mesmo modo o são as suas manifestações mais grosseiras. Para o homem que se dedica a encontrar o Eu pelo Eu, todo o sentido é um obstáculo e não há lógica nem razão para condenar exclusivamente os sentidos mais sutis, esquecendo as tentações dos sentidos físicos que tanto são obstáculos como os primeiros. Esta distinção não existe para quem procura compreender o Universo onde ele está colocado. Na procura do Eu pelo Eu, tudo o que não é o Eu constitui um obstáculo; a nossa vista, o nosso ouvido, tudo o que nos põe em contato com o mundo exterior é para nós um obstáculo, absolutamente como as formas mais sutis desses mesmos sentidos que nos permitem entrar em relação com os mundos materiais mais sutis a que chamamos astral e mental. Este modo exagerado pelas *siddhis* não é senão uma reação passageira; ele é baseado não sobre noções precisas, mas sim sobre noções incompletas, e aqueles de vocês que condenam os *siddhis* deviam partilhar a lógica do yogue hindu ou do recluso católico, que veem em todos os sentidos e em todos os objetos submetidos às percepções sensoriais obstáculos no seu caminho. Muitos teósofos na Índia e ainda mais no Ocidente imaginam que a acuidade dos sentidos físicos e outras faculdades que têm a sua sede no cérebro físico é um avanço considerável, mas que, desde que os sentidos se tornam bastante penetrantes para atingirem o astral, se tornam perigosos. Esta ideia não é racional nem lógica. Todos os sentidos a que chamam ou não *siddhis*, são obstáculos se vocês procuram atingir o Eu desviando-se do Não Eu.

    O homem que procura o Eu pelo Eu deve possuir a qualidade chamada "fé", no sentido desta palavra que antes defini: isto é, a convicção profunda, intensa, inabalável, de que a presença do Eu em vocês é real. Somente esta convicção é que merece o nome de fé.

Ela, na verdade, está acima da razão, porque a razão não permite certificar que o Eu é real; ela não é baseada no raciocínio, porque o homem não descobre o Eu por um encadeamento de argumentos. A fé é o testemunho prestado pelo Eu em vocês à Sua própria realidade; esta inabalável convicção, *shraddha, é* necessária a quem quiser seguir este caminho, porque sem ela o mental do homem enfraqueceria; a sua perseverança se cansaria de lutar contra as dificuldades que a procura do Eu apresenta. Somente esta convicção imperiosa de que o Eu *existe* pode amparar o peregrino nas trevas que descem sobre ele, no vácuo que deve atravessar entre o momento em que rejeita a vida dos seus invólucros inferiores e aquele em que realiza a vida superior. Esta fé soberana é para o yogue que segue esta via o que a experiência e o saber são para o yogue que segue a outra.

Para o Eu pelo Não Eu

Passemos agora ao homem que procura o Eu pelo Não Eu. É a via do sábio, do homem que emprega o manas ativo e concreto para formar do Universo uma ideia científica. Ele quer libertar o real do irreal, o eterno dos elementos inconstantes, o Eu de todas as formas variáveis. Como conseguirá isso? Submetendo a um estudo atento e rigoroso todas as formas efêmeras nas quais o Eu se envolveu; estudando o Não Eu exteriormente e em si mesmo; compreendendo a sua própria natureza, e por isso, analisando-a; estudando a natureza nos outros tão bem como em si próprio; aprendendo a se conhecer e a conhecer os seus semelhantes. Lentamente, gradualmente, passo a passo, deverá elevar-se e rejeitar uma após outra todas as formas materiais, não encontrando nelas o Eu que procura. Quando se dedica a conquistar o plano físico, emprega os sentidos mais sutilizados para compreender e finalmente para rejeitar as formas estudadas. "Tudo isto", dirá, "me é estranho". Ele não cessa, pois, de rejeitar novas formas. Eleva-se ao plano astral; aí, pondo em ação, sentidos mais apurados, estuda o mundo astral, mas em breve verifica que este mundo é também impermanente e que não manifesta a imutabilidade do Eu. Depois de ter conquistado e rejeitado o mundo astral, eleva-se ao plano mental e, neste novo mundo, estuda ainda formas variáveis: "Elas não são o Eu". Subindo ainda mais alto na sua procura de formas, passa do plano mental ao plano búdico, onde o Eu deixa entrever, unidos na sua manifestação, o Seu brilho e a Sua beleza. Chega assim, ao estudar a diversidade, a conceber a unidade, a compreender o Único; consegue realizar o Eu estudando o Não Eu e separando o Não Eu do Eu. Ele efetua pelo saber e pela experiência o que o outro efetua pelo pensamento puro e pela fé. Nesta via que conduz ao Eu pelo Não Eu, os *siddhis* são necessários. Se é impossível estudar o mundo físico sem os sentidos físicos, é igualmente impossível estudar os mundos astral e mental sem os sentidos correspondentes. Determinem após madura reflexão o fim que desejam atingir; estudem em seguida os meios a empregar; vocês não ficarão agora irresolutos na escolha do método a praticar nem do caminho a seguir.

Há, pois, dois métodos; evitemos confundi-los. Pelo pensamento puro – via metafísica – vocês podem atingir o Eu; mas podem atingi-lo também pela via da observação e da experimentação científicas ou via física, na acepção mais larga deste último termo. Uma e outra pertencem ao yoga; uma e outra são mencionadas nos *Sutras de Patanjali*. Estas instruções lhes parecerão contraditórias se vocês não souberem distinguir os dois métodos. Patanjali deu na última parte dos seus *Sutras* algumas indicações sobre a maneira de desenvolver os *siddhis*.

O yoga e a moral

É este o ponto em que desejava agora demorar-me e sobre o qual lhes peço que prestem atenção. O yoga é uma ciência psicológica. Além disso, lhes mostrarei que não é uma ciência ética, ainda que a ética lhe sirva certamente de base. A psicologia e a ética são duas ciências distintas; chega-se à primeira pelo estudo do mental, à segunda pelo estudo da conduta, destinada a fazer reinar a harmonia nas relações humanas. A ética é uma ciência que se ocupa da vida: ela não procura determinar a natureza do mental, nem os métodos que podem assegurar o desenvolvimento e a evolução das faculdades mentais. Insisto sobre este fato porque ele é muitas vezes mal compreendido. Se não fizerem uma ideia do que se deve entender pelo yoga, vocês não o compreenderão. Imagina-se sem razão que os preceitos de moral e de ética devem necessariamente fazer parte do yoga. Se Patanjali resume nos dois primeiros *angas* do yoga, chamados *yama* e *niyama*, os princípios da moral e da boa conduta, esses princípios não constituem o objeto principal; eles formam, como acabo de dizer, o seu fundamento. Nenhuma prática de yoga é possível sem se possuírem as qualidades morais ordinárias resumidas em *yama* e *niyama*. Escusado é dizer, não devem esperar encontrar preceitos de ética num tratado científico de psicologia, tal como o yoga. Se estudarem a ciência da eletricidade, não encontrarão nela preceitos de moral. Para que se admirarem da ausência dos mesmos princípios ao estudar o yoga, que é a ciência da psicologia? Não digo que a moralidade não tenha importância para o yogue; pelo contrário, tem muita, sendo absolutamente necessária para cada um nos primeiros estágios do yoga. Mas para o yogue que os ultrapassou, a moralidade não é necessária se ele quiser seguir o caminho da mão esquerda. Não se esqueçam de que há em yoga um caminho da mão esquerda, como igualmente há um caminho da mão direita. No primeiro, o yoga pratica-se como no segundo. Contudo, ainda que o ascetismo nele seja sempre observado no começo e muitas vezes mais tarde, a verdadeira moralidade está muito afastada dele. A moral do mago negro é muitas vezes tão rigorosa como a de um irmão da Loja Branca; os discípulos de um praticam muitas vezes um ascetismo mais severo que os discípulos do outro, mas o seu objetivo não é se purificarem pelo amor da humanidade; eles querem purificar o veículo para melhor se assenhorearem do poder. É o motivo que distingue o mago branco do mago negro. Um, por exemplo, que segue o caminho da direita, abstém-se de carne porque esta alimentação obtém-se violando a lei da compaixão. O outro, que segue o caminho da esquerda, pode também renunciar ao regime carnívoro, mas somente porque o seu veículo lhe prestaria menos serviços se ele se saturasse dos elementos rajásicos da carne. A diferença está no motivo. A ação exterior é a mesma e, sem outro critério, esses dois homens podem passar por morais. É o motivo que determina o caminho adotado; a conduta é muitas vezes idêntica.

É moral abster-se de carne, porque se reduz assim a soma de sofrimento infligido aos animais, mas não é um ato moral o de abster-se de carne colocando-se do ponto de vista do yoga; isto não é senão um meio para atingir um fim. Alguns dos maiores yogues, de que fala a literatura hindu, eram, e são ainda, homens a quem justamente se pode chamar magos negros; eles não são por isso menos yogues. Um dos maiores foi Ravana, o Anticristo, o avatar do mal, que concentrou em si próprio toda a iniquidade deste mundo para opor-se ao avatar do bem. Foi um grande, um maravilhoso yogue e foi pelo yoga que ele adquiriu o seu poder. Yogue tipo do caminho esquerdo, grande destruidor, ele praticou o yoga para obter o poder de destruir, para arrancar ao Logos planetário o privilégio de nunca cair sob os golpes de nenhum adversário. Mas, me perguntarão talvez, é extraordinário que um homem possa arrancar a um Deus um tal poder. As leis naturais são a expressão da divindade; ao observar uma dessas leis, o homem recolhe dela as consequências infalíveis, quer ele prejudique os seus semelhantes, quer os sirva. É inegável que um sábio pode ser à sua vontade moral ou imoral, contanto que a sua vista ou o seu sistema nervoso não sofram com a sua conduta. O mesmo acontece com o yoga. A moralidade é de uma importância extrema, mas não afeta estas questões particulares. Não se pode desconhecer este fato sem se perder constantemente em barrancos e modificar o ponto de vista moral, quer abaixando-o, quer mantendo-o em nível absurdo.

Esforcem-se por compreender como o deveria fazer todo o teósofo; quando tiverem compreendido evitarão os erros grosseiros de muitos de vocês e a admiração que sentem ao esperar ver leis especiais para tal região do Universo produzirem resultados numa outra. O sábio não confunde; ele sabe que uma descoberta de química não depende da sua moralidade pessoal e não pensaria em exercer a caridade a fim de descobrir um elemento novo; as suas experiências feitas nas condições desejadas triunfam, qualquer que possa ser a sua conduta de homem privado. São duas ordens de ideias distintas; ele não confunde as suas leis. Sendo absoluta a justiça de Ishvara, o homem que se submete a uma lei recolhe os frutos dessa lei, quer os seus atos em qualquer outro domínio sirvam ou não à humanidade. Semeiem arroz e colherão arroz. Semeiem más ervas e colherão más ervas. Cada semente produz a semente correspondente; a colheita é conforme a sementeira, porque no nosso Universo a lei é soberana; as nossas conquistas, os nossos triunfos são devidos à lei.

Que função desempenhará, pois, a moralidade? Se se trata de um mago que segue o caminho da direita, membro ativo da Loja Branca, a moralidade é um fator de uma importância capital; aprendendo a servir a humanidade, ele está sujeito à mais alta moralidade e não somente à moralidade tal como se entende neste mundo, porque o papel do mago branco é o de favorecer a harmonia das relações humanas. O mago branco deve ser paciente. O mago negro pode muito bem ser brusco. O mago branco deve ser compassivo; a compaixão alarga a sua esfera de ação e procura fazer entrar a humanidade inteira no domínio da sua consciência. O mesmo não acontece com o mago negro que pode se permitir ignorar a compaixão.

Um mago branco pode esforçar-se por adquirir o poder, mas não tem outro fim senão o de servir a humanidade, de lhe ser útil, de se tornar um servidor mais ativo para auxiliar. O irmão do lado negro tem outros propósitos. Se se esforça por adquirir o poder é para si próprio, a fim de empregá-lo contra o mundo inteiro. Ele pode ser duro e cruel, porque procura isolar-se, e a dureza e a crueldade tendem para o isolamento. Quer adquirir o poder e, possuindo-o para si próprio, pode, por assim dizer, opor-se durante algum tempo à vontade divina na evolução.

O primeiro tem por fim o *nirvana*, onde toda a separação desaparece. O segundo tem por fim o *avitchi* ou isolamento absoluto, o *kaivalyam* do mago negro. Ambos são yogues; ambos praticam o yoga; cada um obtém os resultados da lei que seguir, um o *kaivalyam* do *nirvana*, o outro o *kaivalyam* do *avitchi*.

Os estados do mental e a sua composição

Passemos aos "estados do mental", como são chamados. A palavra de que Patanjali se serve para os designar é *vritti*. O sânscrito, língua admiravelmente construída, nos dá nesta expressão o sentido que lhe é próprio. Os seus *vrittis* significam "o ser" do mental, as maneiras como ele pode existir, os modos do mental, da vida do mental, as maneiras de existir. Tal é o sentido literal. Um outro sentido secundário é: "girar em volta", "mover-se em círculo".

Em yoga é necessário interromper todos os modos de existência sob os quais o mental se manifesta. Para auxiliá-los a adquirir o poder de fazê-los cessar (porque vocês não podem consegui-lo sem os compreenderem bem), o autor previne-lhes que a sua natureza é quíntupla.

São *pêntades*. O *sutra*, tal como habitualmente se traduz, diz que "os *vrittis* são quíntuplos (*panchatagya*)", mas este último termo fica melhor traduzido pela expressão *pêntade*, que recorda imediatamente os termos *mônada, tríade, héptade*, empregados pelo químico quando se ocupa dos elementos. As relações que existem entre esses elementos e a unidade diferem; uns não têm com ela senão uma só relação; são chamados *mônada;* outros têm duas; são *díades,* e assim sucessivamente. É este princípio igualmente aplicável aos estados do mental? Lembrem-se do *sloka* do *Bhagavad Gita* no qual se diz que o *jiva* penetra no mundo exterior cercando-se dos cinco sentidos e de um sexto, o mental.

Este texto pode lançar uma certa luz sobre o nosso assunto. Vocês possuem cinco sentidos, as cinco maneiras do conhecer, os cinco *inanendryas* ou órgãos do conhecimento. Eles por si sós permitem que conheçam o mundo exterior. A psicologia ocidental afirma que nada existe no pensamento que não exista já na sensação. Universalmente isto não é exato e não se pode aplicar nem ao mental abstrato nem mesmo totalmente ao mental concreto. O princípio enunciado contém, todavia, uma boa parte de verdade. Toda ideia é uma pêntade, sendo, como é, composta de cinco elementos dos quais cada um é devido a um dos nossos sentidos, que são atualmente em número de cinco. Mais tarde toda a ideia será uma héptade composta de sete elementos. Por enquanto cada um apresenta cinco qualidades constituitivas; o mental as une em um só pensamento, síntese das cinco sensações. Se, pensando numa laranja, vocês analisarem este pensamento, encontrarão nele os seguintes elementos: a cor dada pela visão, o perfume dado pelo olfato, o gosto dado pela língua, a natureza rugosa ou macia do fruto, dado pelo tato e, se os seus ouvidos estivessem mais desenvolvidos, notariam, como sons musicais, as vibrações das moléculas. Se seus ouvidos fossem perfeitos, ouviriam igualmente o som da laranja, porque não há vibração que não seja acompanhada de som. Tudo isto, de que a ideia formada pelo mental é a síntese, constitui a laranja.

É aqui que se deve procurar a razão fundamental da "associação de ideias". Um perfume lembra bem o lugar e as circunstâncias em que foi percebido, mas há mais; cada impressão passou pelos cinco sentidos; também, quando uma é reavivada, as outras renascem por sua vez. O mental funciona como um prisma. Coloquem um prisma num raio de luz branca; ele irá decompô-lo em sete raios constituitivos e fará nascer sete cores. Coloquem outro prisma no trajeto dos sete raios, e estes ao atravessá-lo determinarão o fenômeno inverso: os sete raios se tornarão um raio único de luz branca.

Podemos comparar o mental ao segundo destes prismas: ele apodera-se das cinco impressões obtidas pelos sentidos e combina-as em uma percepção única. Como, no estágio atual da evolução, os sentidos são apenas em número de cinco, o mental une as cinco sensações em uma única ideia. O que o raio branco é para a luz decomposta em sete cores, um pensamento ou ideia o é para a sensação quíntupla. Tal é o sentido deste outro sutra que tem originado tantas controvérsias: "*Vrittayah pachatayyah*", "os *vittris,* ou modos do mental, são pêntades". Se encararem assim a questão, os ensinamentos que seguirão ganharão em clareza.

Como já o disse, o aforismo de que nada existe no pensamento que não esteja presente na sensação é apenas uma verdade parcial. Manas, o sexto sentido, acrescenta às sensações a sua própria natureza puramente elemental. Como defini-la? O que o mental acrescenta é uma realidade, uma relação nova. Pensar consiste em "estabelecer relações" e quanto mais vocês refletirem nesta definição, mais verificarão que ela se aplica a toda a variedade das operações mentais.

O primeiro sinal de atividade do nosso mental consiste em tornar-se consciente do mundo exterior. Esta impressão pode ser muito vaga, mas começamos a sentir que há alguma coisa exterior a nós próprios: é o processo que geralmente chamamos "percepção". Prefiro o termo mais geral "estabelecimento de uma relação" porque pode aplicar-se a toda a gama dos processos intelectuais, enquanto que perceber é apenas uma operação única. Tomemos uma comparação bem conhecida. Quando uma criança se sente picada por um alfinete, está consciente da dor, mas não o está primeiramente do alfinete. Não houve percepção, porque perceber é ligar uma sensação ao objeto que lhe dá origem. No sentido técnico do termo, não "percebemos" senão quando estabelecemos uma relação entre o objeto e nós próprios. É o primeiro de todos os processos do mental e segue imediatamente a sensação. No Oriente, está claro, a sensação é considerada também como uma função mental, porque os sentidos fazem parte da faculdade de conhecer; mas a psicologia ocidental coloca-os infelizmente no número dos sentimentos.

Qual é a atividade que vai seguir-se ao estabelecimento de uma relação entre vocês próprios e os objetos exteriores? O raciocínio, isto é, o estabelecimento de relação com um objeto único. Tendo percebido numerosos objetos, vocês começam a raciocinar a fim de estabelecer relações entre eles. Raciocinar é estabelecer uma relação nova, resultado da comparação entre si dos diferentes objetos que a percepção pôs em relação com vocês mesmos. O resultado é um "conceito".

A expressão "estabelecimento de relações" é sempre exata. Pensar consiste sempre em estabelecer relações, e isto é natural porque foi estabelecendo uma relação que o Pensador Supremo fez nascer a matéria. Se, estabelecendo esta relação primordial entre Si Próprio e o Não Eu, Ele torna possível a existência de um Universo; nós próprios, possuindo em nossas almas o reflexo dos Seus poderes, pensamos segundo um princípio idêntico, estabelecemos relações e praticamos qualquer operação intelectual.

O prazer e o sofrimento

Passemos agora a uma outra sentença desse grande instrutor em yoga. "As pêntades são de duas espécies, dolorosas e não dolorosas."

Porque não diz ele "dolorosas e agradáveis"? Por que, como pensador preciso e lógico, emprega a divisão lógica que compreende o Universo na sua totalidade, o *A* e o *Não A*, o doloroso e o não doloroso. Existe um terceiro elemento? "o indiferente"? Os psicólogos estão longe de estarem de acordo neste ponto. Segundo uns, todo sentimento é ou doloroso, ou agradável, ou indiferente. Não basta, dizem eles, dividir os sentimentos em duas categorias somente; existe uma terceira categoria, a dos indiferentes, que não são dolorosos nem agradáveis. Outros psicólogos sustentam que a indiferença está simplesmente no fundo da dor ou do prazer, tão pouco pronunciados que não se sabe como designá-los.

Seria possível evitar estas controvérsias e esta imprecisão adotando primeiramente uma divisão lógica. *A* e o *Não A*, tal é a única divisão exata e lógica. Patanjali é absolutamente lógico e verdadeiro. A fim de evitar as areias movediças onde se enterraram os psicólogos modernos, ele divide todos os *vittris* ou modos do mental em dolorosos e não dolorosos.

Há, todavia, uma razão psicológica para empregar as palavras "prazer" e "sofrimento", apesar do seu ilogismo: é que elas exprimem dois estados fundamentalmente distintos, não no Eu, mas nos veículos que Ele habita. Sendo ilimitada a natureza do Eu, este resiste a todos os limites que tendem a contê-Lo. Quando eles recuam diante desta pressão constante do Eu, nós "sentimos prazer", quando eles permanecem fixos ou se contêm, sentimos "sofrimento", eles representam menos modalidades do Eu do que modalidades dos Seus veículos, e estas modalidades determinam certas mudanças na consciência. O prazer e o sofrimento pertencem ao Eu [como um] todo, e não a um dos Seus aspectos encarados separadamente. Se os ligarmos exclusivamente ao aspecto "desejo", se apresentará ao espírito a seguinte objeção: "É um prazer extremo o de exercer a faculdade de conhecer. Não se pode pôr em ação a faculdade criadora do mental sem se sentir uma alegria profunda e, contudo, esta faculdade não pode de modo algum ser colocada no número dos desejos". A resposta é esta: "O prazer pertence ao Eu [como um] todo. Quando os veículos cedem à ação do Eu e permitem que Ele Se dilate, como o quer a Sua natureza eterna, o homem sente o que se chama "prazer". Para citar uma expressão muito justa: "O prazer é um sentimento de aumento". Todas as vezes que sentirem prazer vocês podem verificar que a palavra aumento corresponde à impressão sentida. Corresponde, por exemplo, ao prazer menos elevado o de comer. "Aumentamos" ao apropriar-nos de uma parte do Não Eu, isto é, dos alimentos. A mesma palavra corresponde ao estado de beatitude mais exaltada, a união com a Vida Suprema. "Aumentamos" graças à expansão do nosso ser que se confunde com a infinidade do Eu. Quando uma expressão se pode aplicar a casos tão diametralmente opostos, é muito provável que se possa aplicar a todos e que, por consequência, o aforismo "o prazer é um aumento e o sofrimento uma diminuição" é verdadeiro.

    Se compreenderem estas coisas a sua filosofia da existência se tornará mais prática e vocês ficarão prontos a auxiliar mais eficazmente as pessoas transviadas. Trata-se de um ébrio? O que, na realidade, determina a atração pela bebida é uma exaltação, uma recrudescência de vida que ela causa a princípio. O homem que se embriaga ultrapassa esse estágio; então o encanto cessa. A atração pertence unicamente à primeira fase, como o sabem muitas pessoas. Examinem pessoas que tomam vinho e notem como a sua conversação se anima. Nisso está a atração, o perigo.

    As formas mais grosseiras do pecado são, na realidade, sedutoras porque dão o sentimento de um aumento de vida, e vocês nunca arrancarão um pecador do seu vício se ignorarem por que se entrega a ele. Saibam compreender a atração do primeiro passo, essa recrudescência vital e, determinando o ponto preciso onde reside a tentação, é sobre esse ponto que irão basear a sua argumentação.

    Esta espécie de análise não é, pois, somente interessante, mas é também praticamente útil a qualquer pessoa ansiosa por auxiliar a humanidade. Quanto mais extensos forem os seus conhecimentos, maior será o seu poder de auxiliar.

Por que motivo, se perguntará ainda, não divide Patanjali as sensações em agradáveis e não agradáveis? Um inglês responderá sem dúvida: "O hindu é de um caráter tão pessimista que muito naturalmente ignora o prazer e fala de sensações dolorosas e não dolorosas. Para ele o sofrimento reina em todo o Universo". Mas esta resposta não seria justa. Primeiramente o hindu não é pessimista; é o mais otimista dos homens; todas as suas escolas filosóficas, sem exceção, põem em princípio que o fim de toda a filosofia é pôr termo ao sofrimento. Unicamente o hindu é profundamente razoável; ele sabe que não temos necessidade de procurar por toda a parte a felicidade; nós a possuímos já, porque ela é a própria essência da nossa natureza. Não dizem os Upanishads: "O Eu é a beatitude"? A felicidade existe perpetuamente em vocês; ela constitui o seu estado normal. Vocês não têm que procurá-la e serão infalivelmente felizes se derrubarem os obstáculos chamados "sofrimento" que residem nas modalidades mentais. Não é a felicidade, mas sim o sofrimento que é um elemento secundário, e este elemento penoso é que constitui o obstáculo a suprimir; à sua destruição deve suceder a felicidade. Daqui a sentença de Patanjali: "Os *vrittis* são dolorosos ou não dolorosos". O sofrimento é uma excrescência; é uma coisa transitória. Sendo o Eu que é beatitude a vida que satura o Universo, o sofrimento não tem neste Universo lugar permanente. Tal é o ponto de vista hindu, de todos o mais otimista.

Detenhamo-nos um instante e perguntemos: "Para que o sofrimento se o Eu é beatitude?"

É precisamente porque é a beatitude a própria natureza do Eu. Seria impossível dirigir o Eu para o exterior e levá-lo a manifestar-se, se Ele não recebesse senão ondas de felicidade. Esta felicidade não causaria nEle nenhuma impressão. Como nada há a acrescentar à beatitude infinita? Um rio cuja corrente nenhum obstáculo afrouxa recebe imperturbavelmente águas estranhas, e prossegue o seu curso como se nada fosse. Oponham-lhe um obstáculo, a sua marcha se afrouxará e as suas ondas, lutando furiosamente contra o obstáculo, se esforçarão por derrubá-lo. O obstáculo, o afrouxamento da corrente antes tão tranquila, tal é a única causa do esforço. É esta também a função principal do sofrimento, única influência capaz de tirar o Eu da Sua indiferença e de despertar a Sua atenção.

Sentido as vagas do sofrimento quebrarem-se contra Si, o Eu até então tranquilo, feliz, sonhador, absorvido em si próprio, o Eu desperta: "Que força é esta contrária à minha natureza, hostil, repulsiva?" E o Eu finalmente despertado nota que um Universo, que um mundo exterior O cerca.

Eis por que em psicologia, no yoga sempre baseado na última análise dos fatos da natureza, o sofrimento acentua-se como o fator mais importante para se chegar ao conhecimento de si próprio. Um elemento que Lhe é estranho, eis o aguilhão que mais seguramente determinará a atividade do Eu. Por isso o comentador, ao falar do sofrimento, declara que o receptáculo kármico, o corpo causal onde são recolhidas todas as sementes do karma, é constituído por todas as experiências penosas. Daqui o grande aforismo: "O sofrimento tem por objeto principal no Universo despertar o Eu, dirigi-lo para o mundo ambiente, evocar o seu aspecto de atividade".

O sofrimento desempenha um papel secundário: o de organizar os veículos. Ele obriga o homem ao esforço e, graças a este esforço, a maneira constitutiva dos seus veículos organiza-se gradualmente. Para desenvolver e organizar os seus músculos é necessário que vocês lhes imponham esforços, é necessário exercitá-los a fim de os chamar a uma vida mais intensa e assim torná-los fortes. O sofrimento é necessário; graças a ele o Eu constrange os Seus veículos a esforços que os desenvolvem e os organizam. Assim, não somente o sofrimento desperta o sentimento da vida exterior, mas ainda organiza os veículos.

Ele desempenha uma terceira função: purifica. Nós procuramos nos libertar do que nos faz sofrer. É um elemento que nos é, no fundo, estranho e esforçamo-nos, por isso, por repeli-lo. O sofrimento determina a expulsão de todo o elemento contrário à beatitude própria do Eu. Os veículos são assim lentamente purificados pelo sofrimento e tornam-se capazes de servirem de instrumentos ao Eu.

O sofrimento desempenha uma quarta função: instrui. As lições mais preciosas dadas pela existência são devidas mais à dor do que à alegria. Ao avançar em idade, como eu, lançando uma vista de olhos para trás sobre uma vida já longa, com todas as suas tempestades e todas as suas lutas, não se podem desconhecer as grandes lições que a dor ensina. Apagaria sem pesar, na história da minha vida, tudo o que ela contém de alegria a de felicidade, mas não desejaria perder nenhum dos seus sofrimentos, porque sofrer é nos elevar à sabedoria.

O sofrimento desempenha uma quinta função: dá o poder. No seu admirável poema intitulado *O homem e satã*, Edward Carpenter, depois de haver descrito as lutas e as vitórias, exclama: "Todo o sofrimento por mim sentido num corpo tornou-se um poder de que eu dispus no corpo seguinte". O poder é uma transmutação do sofrimento.

Por isso o sábio, advertido, não recua diante do sofrimento; este representa aos seus olhos a purificação, a sabedoria, o poder.

O homem, é certo, pode sofrer tais sofrimentos que a sua sensibilidade se embota e se torna absolutamente ou relativamente inútil. É principalmente o caso de na sua infância ter sido muito infeliz. Ele por isso não recolherá menos seguramente os seus benefícios; as suas ações passadas tornaram talvez inevitáveis as suas dores atuais; mas cumpre-lhe transformá-las em ocasiões de progresso abençoadas, se ele conhecer e utilizar a sua função.

"Mas", vocês dirão, "para que serve o prazer, se o sofrimento é uma coisa tão admirável?"

O prazer conduz à iluminação; ele permite ao Eu Se manifestar; graças a ele todos os veículos do Eu se afinam; eles vibram simultaneamente e as suas vibrações são rítmicas; eles não se chocam como no sofrimento e, graças ao seu caráter rítmico, permitem a expansão de que já falei e conduzem à iluminação, ao conhecimento do Eu. Se assim é – e nada é mais certo – vocês reconhecerão que o prazer desempenha na natureza um papel imenso, porque ele é da mesma natureza que o Eu e pertence-Lhe. Ao harmonizar sob a influência do mundo ambiente os invólucros do Eu, ele Lhe permite Se manifestar mais amplamente através dos nossos veículos inferiores. Por isso a felicidade é uma das condições da iluminação. Daqui a importância, para o místico, dos seus momentos de êxtase: ele sente com isso uma alegria intensa. Uma irresistível vaga de beatitude, devida ao amor triunfante, percorre todo o seu ser; ao mesmo tempo afina todos os seus veículos, sutis e grosseiros; a glória do Eu manifesta-se e o homem contempla a face do seu Deus. É precisamente porque o Eu realiza um instante a Sua própria natureza divina que Lhe é possível ver esta Divindade de cuja essência Ele partilha. Não temam, pois, a alegria mais que o sofrimento, como o fazem certas pessoas ignorantes cuja evolução está paralisada pelas suas falsas convicções religiosas. A ideia absurda, frequente numa religião mal esclarecida, que põe em guarda contra a alegria, como se Deus recusasse a alegria a Seus filhos, é um dos pesadelos nascidos da ignorância e do terror. O Pai da vida é beatitude. Como é que Ele, que é a própria alegria, Se recusaria aos Seus filhos? Toda a alegria deste mundo é um reflexo da Vida Divina, uma manifestação do Eu no seio da matéria. Assim o prazer tem a sua utilidade, como o tem igualmente o sofrimento; o sábio sabe acolhê-lo, porque ele o compreende e o utiliza. É fácil ver por que é que o prazer e o sofrimento são igualmente bem-vindos. Não se identificando nem com um nem com outro, o sábio recebe-os tais como eles vêm, porque ele conhece o seu fim. Se compreendermos a sua razão de ser, eles não podem já embaraçar-nos nem nos perturbar. É o sofrimento que vem para nós, o recebemos e o utilizamos. E a alegria, nós a recebemos e a utilizamos igualmente. É, pois, possível atravessar a existência fazendo tão bom acolhimento à alegria como ao sofrimento. Ficaremos satisfeitos se um ou outro vier para nós, sem desejar aquele que, no momento, estiver ausente. Ambos nos auxiliam a aproximarmo-nos do fim desejado e permitem-nos assim que atinjamos uma indiferença mais elevada que a do estoico e que adquiramos o *vairagya* verdadeiro. Desde então somos elevados acima da alegria e do sofrimento, e o Eu permanece, Ele que é beatitude.

Conferência 4

O yoga do ponto de vista prático

Ao tratar antes da terceira parte do nosso assunto, chamei a sua atenção sobre os estados do mental, mostrando-lhes que, segundo a etimologia da palavra sânscrita *"vritti"*, esses estados devem ser considerados como modos de existência do mental; para empregar o termo filosófico ocidental, são modalidades do mental, da existência mental. São esses os estados que é necessário evitar, suprimir, abolir, reduzir à inatividade absoluta. Esta inibição tem por objetivo determinar um estado que permita ao mental superior difundir-se no mental inferior. Por outras palavras, o mental inferior, que nenhuma influência perturba nem agita, reflete o mental superior como um lago de águas tranquilas reflete as estrelas. Lembrem-se de uma passagem do Upanishad que exprime esta ideia de uma maneira menos técnica, mas em termos mais elevados e que declara que, na calma do mental e na tranquilidade do sentido, o homem pode contemplar a majestade do Eu. O método a seguir para produzir esta calma é o ponto que temos agora a considerar.

A inibição dos estados do mental

Há duas maneiras, e duas maneiras somente, de assegurar a inibição desses modos, dessas maneiras de existir, do mental. Sri Krishna indica-as no *Bhagavad Gita* quando Arjuna se lamenta de que o mental é impetuoso, forte, intratável, tão difícil de governar como o vento. A sua resposta é clara:

"Sem dúvida, herói, que o mental é inconstante, é difícil de refrear; mas por uma prática constante e pela expulsão das paixões, ele pode ser dominado"[8].

Tais são os dois métodos, os únicos pelos quais o nosso mental incessantemente agitado pode ser reduzido à paz e à quietação; *vairagya* e *abhyasa;* não existem outros, aplicados com perseverança conduzem infalivelmente ao fim.

Qual é o sentido destes dois termos tão familiares?

Vairagya, ou ausência de paixão, implica antes de tudo a ideia de se suprimir toda a paixão, todo o desejo pelos objetos dos sentidos; por consequência, a ideia de suprimir os laços criados pelo desejo entre o homem e os objetos que o cercam. *Raga* significa paixão, gosto, o que nos prende aos objetos. O prefixo *vi* transformado em *vai,* segundo uma regra gramatical, significa exterior ou oposto a. *Vairagya* é, pois, ausência de paixão; é sinônimo de liberdade, de independência, de ausência de qualquer relação com esses objetos exteriores. O pensamento, não o esqueçamos, consiste em estabelecer relações. A supressão dessas relações imporá, pois, ao mental a calma que é o yoga. Toda a *raga* deve ser absolutamente afastada; é necessário que nos separemos dela; é neces-

---

8   Loc. cit., VI, 34, 35.

sário fazer nascer em nós o estado contrário, em que não subsista nenhuma paixão, em que não sobreviva nenhuma atração pelos objetos dos sentidos, em que todos os laços que prendem o homem aos objetos que o cercam sejam quebrados. "Quando os laços do coração são cortados, o homem torna-se imortal."

Como chegar a suprimir a paixão? A única maneira legítima é libertar-nos lentamente e progressivamente dos objetos exteriores, graças à atração mais poderosa exercida pelo Eu. O Eu é sempre atraído pelo Eu e esta atração é a única que pode desviar os nossos veículos dos objetos sedutores ou repelentes de que são cercados. Libertado de toda a *raga*, tendo cessado de estabelecer relações com os objetos, o Eu separado reconhece-Se libertado, independente, e já não sente senão um desejo, o de unir-se ao Eu único. Não é instantaneamente, por um supremo esforço, desde a primeira tentativa, que esta grande qualidade, chamada ausência de paixão, pode se tornar o característico do homem decidido a tornar-se *yogue*. É preciso constantemente exercitar-se em se despojar de todo o desejo. Esta ideia é implicada pelo termo *abhyasa* ou exercício, junto ao de *vairagya*. Neste esforço, nenhuma pausa, nenhuma interrupção, nenhum desfalecimento. "Exercício" não significa aqui simplesmente "meditação" ainda que seja este o sentido que em geral se lhe atribui. Exercício significa: despojamento sistemático e de todos os momentos no meio dos objetos que atraem.

Para eliminar toda a paixão é necessário exercitar-se na vida de todos os dias. Muitas pessoas, disse eu, não veem em *abhyasa* senão a meditação. Eis por que tão poucos aspirantes atingem o yoga. Outro erro é o de esperar uma grande ocasião. Ao prepararem-se para qualquer sacrifício imenso, esquecem-se dos laços da existência quotidiana que prendem o mental aos objetos por inumeráveis e imperceptíveis atrativos. Esses fatos, pela sua própria insignificância, escapam à observação e, ao querer esperar o grande acontecimento que não vem, o homem não se liberta das pequenas coisas que o cercam, como ele o poderia fazer todos os dias. Pelo contrário, refreando os nossos desejos de instante a instante, acabamos por nos tornar indiferentes aos objetos que nos cercam e, no dia em que surge essa grande ocasião, nós a agarramos antes mesmo de notar quando ela se nos apresenta. Exercitar-se todos os dias e a todas as horas, eis o que se exige do aspirante yogue, porque é essa a única maneira de triunfar. E é precisamente este o caráter fastidioso desses esforços penosos e continuados que afasta a maior parte dos candidatos.

Nesta altura devo lhes pôr em guarda contra um perigo. Há uma maneira pronta de se despojar rapidamente de todo o desejo. "Matem em vocês próprios", lhes dirão, "todo o amor e toda a afeição; endureçam os seus corações; tornem-se frios para com todos os que os cercam; abandonem mulher, filhos, pais; fujam para o deserto ou para o campo; levantem uma muralha entre vocês próprios e os objetos desejáveis: o desejo deixará de existir para vocês."

Reconheço que é relativamente fácil de, por este modo, chegar a repelir o desejo, mas com o mesmo golpe matam mais que o desejo. Encerram o Eu, que é amor, em muralhas que Ele não pode transpassar. Vocês próprios se paralisam ao formarem em volta de vocês uma casca espessa, impossível de se quebrar. Endurecem-se em vez de se tornarem meigos; isolam-se em vez de abrirem os braços aos seus semelhantes; matam o próprio amor ao extinguirem o desejo, esquecendo-se de que, se o amor se liga ao Eu, e se ele o procura, o desejo prende-se aos invólucros do Eu, aos corpos de que o Eu está revestido. O amor é o desejo do Eu separado que aspira unir-se a outro "Eu" separado. A ausência de paixão consiste em não sentir nenhuma atração pela matéria, o que é muito diferente. É necessário conservar o amor, porque ele é a própria essência do Eu; não o matem no seu ardor de se despojarem do desejo. O amor é a vida em cada um de nós, parcelas isoladas do Eu, e atrai-nos uns para os outros. Cada um de nós faz parte de um conjunto imenso. Suprimam o desejo pelo que diz respeito aos veículos do Eu, mas não suprimam o amor pelo que diz respeito ao próprio Eu, porque o amor é a força imortal que une o Eu ao Eu. Na nossa longa ascensão, vale mil vezes mais sofrer pelo amor do que repeli-lo e endurecer o nosso coração contra todos os laços e todos os deveres da afeição. Sofram pelo amor, mesmo se o sofrimento for cruel. Amem, mesmo se o amor os conduzir à dor. As nossas penas passarão, mas o amor não cessará de crescer, na unidade do Eu, vocês descobriram finalmente que o amor é a grande força de atração que reúne em um só todos os elementos separados.

Muitas pessoas, ao procurarem matar o amor, não fazem senão recuar e os seus esforços mal dirigidos, longe de os elevar acima de humanidade, fazem-lhes perder uma fileira entre os homens. Os laços humanos do amor e da simpatia favorecem, asseguram o desabrochar do Eu. Os mestres, dizem-nos, amam toda a humanidade como uma mãe ama o seu primeiro filho. O amor dEles não é um amor frio, mas um amor tão ardente como as afeições particulares mais elevadas sentidas pelas almas menos evoluídas. Desconfiem do instrutor que os aconselhar a que matem em si o amor e a que sejam indiferentes às afeições humanas. Esse método conduz ao caminho da mão esquerda.

A meditação com ou sem "causa"

O ponto agora a examinar é a nossa maneira de meditar. O que nós entendemos por meditação? Esta não pode ser a mesma para todos. Se o seu princípio é invariável – e quero falar da disciplina mental – o método deve, contudo, variar com o temperamento daquele que a pratica. Vocês são dotados de uma inteligência poderosa? Gostam de raciocinar? O encadeamento dos pensamentos foi para vocês o único exercício mental? Utilizem esta educação. Não julguem que um único esforço seja suficiente para tranquilizar o mental. Passo a passo, elo após elo, sigam a cadeia de um raciocínio lógico, sem permitir que o seu mental se afaste a espessura de um cabelo. Não consintam que ele se evada para outras linhas intelectuais. Obriguem-no a seguir sempre a mesma via e gradualmente ele se tornará fixo. Depois, tendo chegado ao ponto culminante do seu raciocínio, tendo atingido o último elo do seu encadeamento lógico, quando o mental ficar incapaz de levá-los mais longe e quando para além não notarem mais nada, detenham-se e aí, concentrados no ponto culminante, presos ao último elo, conservem suspenso o mental, fixo, desperto, tranquilo, à espera do que possa sobrevir. Vocês conseguirão dentro em pouco tempo prolongar consideravelmente esta atitude.

É, pelo contrário, a sua imaginação mais poderosa que o seu raciocínio? O método da devoção é preferível ao dos argumentos. Chamem em seu auxílio a imaginação. Representem mentalmente uma cena qualquer que tenha por figura central o objeto da sua devoção. Componham, esbocem esta cena, como o pintor compõe um quadro em que gradualmente ele fez entrar os elementos da cena escolhida. Trabalhem como o artista: tracem linha após linha com o pincel de sua imaginação. A princípio o trabalho será muito lento, mas dentro de pouco tempo conseguirão evocar a imagem à vontade. Representem-se incessantemente a cena, insistindo cada vez menos nos objetos acessórios e cada vez mais na figura central, objeto da sua profunda devoção. Ao concentrarem assim o seu mental num ponto único, vocês lhes imporão a disciplina e a calma; ao empregarem assim a imaginação, o submeterão à sua vontade. O objeto da devoção dependerá da religião de cada um. Supondo que ele seja, como para muitos dos meus ouvintes, Sri Krishna, irão representá-lo numa cena qualquer da sua vida terrestre, na batalha de Kurukshetra, por exemplo. Imaginem os exércitos opostos, em ordem de batalha; imaginem Arjuna prostrado no seu carro, abatido, desesperado; passem em seguida a Sri Krishna, o condutor, o amigo, o instrutor. Depois, fixando o seu pensamento nesta figura central, deixem que o seu coração vá para ele num impulso de devoção que nada pode desviar; não o abandonem; permaneçam silenciosos e absortos e, como no caso precedente, esperem o que sobrevier.

Tal é o método chamado "meditação com causa". A "causa" é a figura central ou o último elo do raciocínio. Vocês imobilizaram assim gradualmente o seu pensamento errante a mercê desta disciplina lenta e progressiva; conseguiram ligar-se ao pensamento, à figura central e permanecem absortos. Trata-se agora de abandonar mesmo isso. Deixem ir o pensamento central, a ideia, a "causa" da sua meditação. Não se prendam a nada. Somente imobilizem o seu mental no nível atingido, sem permitir que ele diminua o seu vigor e a sua vivacidade. Desde então estarão a praticar a meditação "sem causa". Permaneçam absortos; esperem no silêncio e no vácuo. Vocês se encontram na "névoa", nesse estado de que já falei. Repentinamente se produzirá uma mudança, mudança impossível de desconhecer, prodigiosa, incrível. Nesse silêncio, eu lhes disse, ressoará uma voz. Nesse vácuo se revelará uma forma. Nesse céu sem astros surgirá um Sol e pelo seu brilho compreenderão que Ele e vocês são Um; que o que é vazio para os olhos físicos é a plenitude para os olhos do espírito; que o que é silêncio para o ouvido, é para o ouvido espiritual infinitamente melodioso.

Tais são as práticas que lhes permitem dominar o seu mental, disciplinar o seu pensamento errante e assim chegar à iluminação.

Mas devo fazer-lhes uma advertência. A fim de que possam passar da meditação "com causa" ao estágio superior, é necessário que tenham conseguido ligar-se à "causa" durante um tempo considerável, sem permitir que a sua atenção enfraqueça um só instante. É o vácuo de uma atenção alerta; não é o vácuo de uma próxima sonolência. Se o seu mental não estiver nesta condição exigida, a sua vacuidade é mesmo um perigo; ela conduz à mediunidade, à possessão, à opressão. Vocês não podem impunemente tentar fazer o vácuo senão depois de terem disciplinado bem o seu mental para que ele possa permanecer fixo durante algum tempo sobre um ponto único e ficar plenamente desperto depois de o ter abandonado.

"Mas", pergunta-se algumas vezes, "admitindo que eu faça tudo isso e que chegue a não ter já consciência do meu corpo; admitindo que me eleve a uma região superior, é certo que possa voltar ao corpo físico? Tendo-o abandonado, me será possível nele entrar?"

Esta possibilidade de um abandono definitivo é inquietadora. O principiante reconhece bem que a matéria é nada e que o espírito é tudo, mas teme de já não estar em relação com o seu corpo; por isso quando dele se separa, o medo, e somente o medo, o faz voltar à terra que ele tanto pesar teve em abandonar.

Nada temam de semelhante. O que nos traz a este mundo é o vestígio do seu passado, que apesar de tudo subsiste.

Pergunta-se ainda: "Que razão há para que um estado de *pralaya* jamais tenha fim e para que comece uma nova era manvatárica?" Responderemos a esta pergunta como o faria um psicólogo hindu.

Se vocês abandonaram até a causa do pensamento, não podem destruir o vestígio deixado pelo pensamento, vestígio que constitui um germe cuja tendência é de voltar à matéria a fim de se exprimir de novo. Este vestígio é o que se chama a "privação" de matéria ou *samskara*. Por mais que vocês se elevem acima do mental concreto, este vestígio, deixado no princípio intelectual, do que pensaram e conheceram, este vestígio subsiste e os reconduzirá infalivelmente a este mundo. Vocês não podem escapar ao seu passado. Enquanto o seu período de existência não terminar, este *samskara* os obrigará a voltar ao seus corpos. É ele ainda que no termo da vida celeste traz o homem para um novo nascimento. É a expressão da lei do ritmo. *Luz sobre o caminho*, esse maravilhoso tratado de ocultismo, faz menção desse estado e do silêncio que reina em volta do discípulo. Em seguida diz o outro:

"Fora do silêncio que é a paz, se elevará uma voz sonora. E esta voz dirá: Isso não basta. Você colheu; agora é necessário que semeie. E sabendo que esta voz é o próprio silêncio, você obedecerá".

Que significa esta sentença: "Você colheu; agora é necessário que semeie?" Trata-se aqui da grande lei do ritmo à qual os próprios Logos, os próprios *ishvaras* estão submetidos – a lei do grande sopro,[9] da expiração e da inspiração, que governa todos os fragmentos momentaneamente separados. O Logos pode aban-

---

9 No original, *the light of the Mighty Breath*, também conhecida como "lei do grande alento". (N. E.)

donar o seu Universo e o seu Universo desvanece-se quando ele desvia dele os seus olhares e entra em si mesmo, porque só ele é que lhe dava a realidade. Ele pode abismar-se nas profundezas infinitas do ser, mas aí mesmo subsiste o *samskara* do Universo passado, a memória atenuada e latente, o germe de maya a que ele não pode escapar. Se ele pudesse, se tornaria Brahma Virguna. Nenhum Ishvara sem maya, nenhum maya sem Ishvara. Chega mesmo durante o período de *pralaya*, um momento em que o repouso termina, em que a vida interior exige de novo a faculdade de se manifestar. Então ela dirige-se para o exterior e um novo Universo surge. Tal é a lei do repouso e da atividade, um sucedendo ao outro. Assim gira incessantemente a roda do Universo e a das existências humanas. Porque, no eterno, o repouso e a atividade estão sempre e simultaneamente presentes. No que nós chamamos tempo eles sucedem-se, mas na eternidade são simultâneos e ininterruptos.

Do uso dos *mantras*

Como facilitar esta tarefa árdua? Desejaria chamar a sua atenção sobre um fato cujo conhecimento é para o principiante um auxílio imenso.

Os nossos veículos nunca estão em repouso. Cada vibração que afeta o veículo determina na consciência uma modificação correspondente. Existe uma maneira de fazer cessar essas vibrações e de impor ao veículo uma fixidez que assegurará igualmente a imobilidade da consciência?

Pode-se chegar a isso pela recitação de um *mantra*. Dá-se este nome a um método que assegura a inibição mecânica da vibração. Em vez de fazer apelo à vontade e à imaginação, reservem-nas para outros usos e recorram a um *mantra*, isto é, a uma série de sons determinados cuja repetição rítmica e constante acaba por fazer vibrar o veículo ao seu próprio diapasão. Por consequência, um *mantra* não pode ser traduzido, substituindo a tradução os sons primitivos por outros. Os *mantras* estão em uso não somente entre os hindus, mas também entre os budistas, os católicos, os muçulmanos e os parsis; eles nunca são traduzidos porque o *mantra* cuja ordem e sucessão foram modificados já não é um *mantra*. Se traduzidas as palavras poderemos obter uma belíssima oração, mas nunca um *mantra*. A sua tradução pode ser admirável, poética, inspirada, mas o seu *mantra* é morto, desde então incapaz de despertar as vibrações dos veículos próximos e, por isso, de assegurar a imobilidade de consciência. A poesia, a oração inspirada, admitem a tradução mental; pelo contrário, um *mantra* é único e intraduzível. A poesia é uma grande força; ela muitas vezes comove, encanta o ouvido, pode atingir o belo e o sublime, mas não constitui o *mantra*.

A atenção

Consideremos agora a concentração.

Perguntem ao primeiro que encontrarem se a concentração lhe é possível, ele lhes responderá imediatamente: "É muito difícil. Tentei muitas vezes sem o conseguir". Formulem a sua pergunta em outros termos e perguntem-lhe: "Você pode fixar a sua atenção sobre um objeto qualquer?" Ele lhes responderá sem hesitar: "Certamente".

Concentração é sinônimo de atenção; é a atitude fixa da atenção. "Prestar atenção" à sua ocupação presente é concentrar o seu mental. Muitas pessoas resolvem meditar e perguntam por que é que não conseguem ser bem-sucedidas. Como é que uma meia hora de meditação e vinte e três horas e meia de dissipação mental durante o dia e a noite poderiam lhes permitir que permanecessem concentrados durante esses trinta minutos? Como Penélope,[10] que desfazia os fios da sua trama, desfaçam também no decurso do dia e da noite a sua obra da manhã. Para vir a ser yogue a atenção deve estar sempre desperta. É necessário, pois, que pratiquem a concentração em cada

---

[10] Na mitologia grega Penélope é esposa de Ulisses. Homero narra na *Odisseia* a longa viagem de retorno do herói Ulisses da Guerra de Troia. Durante a ausência do marido, para não ser importunada por seus pretendentes, Penélope pede para esperarem até que ela teça a mortalha de seu pai. De dia, aos olhos de todos, ela tecia e à noite secretamente desfazia o trabalho. Fonte: *Enciclopédia Britânica*. (N. E.)

momento da sua existência ativa. Por enquanto deixem durante muitas horas que o seu pensamento se dissipe, e o seu insucesso os surpreenderá. O seu bom êxito seria um fato muito mais extraordinário. É necessário que diariamente fixem a sua atenção em todas as suas ocupações. É difícil, reconheço. Para facilitar estes exercícios não lhes consagrem a princípio senão uma parte da sua tarefa quotidiana, mas efetuando-a com uma absoluta atenção, sem desfalecimento. Não consintam que o mental se desvie do trabalho presente. Uma adição a fazer, a leitura de um livro, tudo lhes será útil. É a atitude mental que importa e não a tarefa empreendida. Não há outra maneira de aprender a concentração. Fixem rigorosamente o seu mental sobre o trabalho do momento e terminando-o não voltem mais a ele. Prossigam sempre neste exercício durante alguns meses e verificarão quanto se torna fácil concentrar o mental. O nosso corpo chega, além disso, rapidamente a executar automaticamente certos movimentos. Se forem impostos regularmente, ele os executará dentro em pouco tempo por si mesmo e vocês notarão que podem se ocupar de duas ou três coisas ao mesmo tempo. É deste modo que na Inglaterra as mulheres gostam muito da renda de agulha. Quando uma jovem começa a fazer renda, vê-se obrigada a prestar uma extrema atenção aos seus dedos e a não desviar de cima deles os olhos um só instante, sob pena de se enganar. Ela preservará dia após dia, até que os seus dedos tenham aprendido a ocupar-se da sua tarefa sem mais outro cuidado: ela confia-lhes então o cuidado de fazer renda e pode dar à sua consciência mental outras ocupações.

O método empregado para os dedos é aplicável ao corpo mental que pode também ser habituado à ação automática. Finalmente virá um momento em que a sua consciência mais elevada permanecerá sempre fixa ao fim supremo, deixando que a consciência inferior, no corpo, execute as atividades corporais e que disso se desempenhe de maneira perfeita, porque a sua ação será irrepreensível. São estas as lições práticas do yoga.

Os exercícios deste gênero permitem-lhes adquirir as qualidades de que precisam. Vocês se tornarão mais fortes, melhores, ou capazes enfim de abordar o estudo metódico do yoga.

Obstáculos ao yoga

Antes de examinarmos as capacidades exigidas para essas práticas, enumeremos os obstáculos ao yoga, tais como os formulou Patanjali. O tempo falta-nos para estudá-los mais detidamente.

Esses obstáculos são muito diversos. Em primeiro lugar a doença: um doente não pode praticar o yoga, que exige saúde e expõe o corpo físico a uma dura prova. Depois a languidez mental: o pensamento deve ser vivo e enérgico. Depois a dúvida: é necessária uma vontade resoluta e decisão. Depois a negligência: é uma das maiores dificuldades sentidas pelos principiantes; leem superficialmente e falta-lhes a precisão. A indolência: o preguiçoso não pode ser yogue. Como é que o homem sem ação, que não pode nem quer dar-se ao trabalho, seria capaz de fazer os terríveis esforços que lhe imporia a sua tarefa? Depois a frivolidade, obstáculo evidente. Ideias falsas, um juízo falso, são outro grande obstáculo. (A "noção justa" é uma das qualidades principais do yogue. Por outras palavras, o seu pensamento deve corresponder à verdade exterior; deve ser fundamentalmente verídico e agir como pensa. Nenhum yoga é possível para o homem em quem não reine a verdade). Estar "do lado da questão", ilógico, ininteligente, dar importância ao que não a tem, e reciprocamente. Finalmente a instabilidade, que torna impossível o yoga e os esforços fúteis quando ela é pouco pronunciada. O homem instável não pode ser um yogue.

Aptidões a reunir

Podem todos praticar o yoga? Não, mas qualquer pessoa de boa educação pode preparar-se para o fazer no futuro. Os progressos rápidos exigem como sempre, capacidades especiais. Trata-se de uma ciência qualquer? Podemos estudá-la sem para isso possuirmos aptidões bem acentuadas, mas sem pretendermos fazê-lo com distinção. O mesmo é para o yoga. Qualquer pessoa dotada de uma inteligência mediana pode tirar desta ciência certos elementos cuja prática lhe será útil, mas não pode esperar, sem possuir de improviso certas capacidades, alcançar o triunfo na presente existência. E isto é logico, porque, se qualquer ciência exige capacidades particulares do estudante que nela se quer distinguir, é bem certo que a ciência das ciências não pode exigir menos que as ciências ordinárias.

Se me perguntassem: "Posso vir a ser um grande matemático?", eu responderia: "Para isso é necessário possuir aptidões para a matemática e disposições naturais. No caso contrário, não conseguirá isso nesta vida". Mas isto não quer dizer que o meu interlocutor seja incapaz de aprender qualquer coisa em matemática. Para ser um grande matemático é necessário se ter nascido com disposições especiais; possuí-las de nascimento prova que foram cultivadas em muitas existências passadas; vocês hoje as possuem todas desenvolvidas. O mesmo é com o yoga. Todos podem aprender alguma coisa, mas para ser um grande yogue, são necessárias vidas inteiras de prática. Se essas vidas estiverem atrás de vocês, nasceram desta vez com as faculdades necessárias.

São indispensáveis três faculdades para quem quiser triunfar em yoga. A primeira é um desejo poderoso. "Desejar ardentemente". Um tal desejo é necessário para quebrar os desejos e os laços tenazes que nos prendem ao mundo exterior; ele somente nos permitirá transpor os obstáculos que atravancam o nosso caminho. É necessária a convicção do triunfo final e a resolução de prosseguir o triunfo até ao fim. É necessário um desejo tão ardente e tão profundamente enraizado que cresça a cada obstáculo. O obstáculo assemelha-se então ao combustível lançado no fogo. A chama apodera-se dele, consome-o e eleva-se mais vigorosa. As dificuldades e os obstáculos são também como o combustível que alimenta o desejo ardente e a resolução do yogue; eles não fazem senão tornar a sua determinação mais imutável.

Se não sentem este desejo violento, é sinal de que a tarefa empreendida é completamente nova para vocês; mas podem desde a vida presente prepararem-se para ela. O desejo pode nascer do pensamento; não pode nascer do desejo. Impossível é pedir aos nossos desejos que se dominem a si próprios.

Por que é que o desejo despertou em nós? Examinem o seu próprio mental e notarão que é a memória e a imaginação quem mais fortemente evoca o desejo. O pensamento é, pois, o meio de nele determinar todas as modificações possíveis. O seu pensamento, a sua imaginação, eis a única faculdade criadora, e é pela imaginação que os seus poderes se desenvolverão. Se desejam, pois, o yoga, pensem nele como num fim que está ao seu alcance. Pensem nos resultados do yoga; saibam compreender o que o mundo deve ganhar acaso se tornem yogues, e dia após dia o seu desejo aumentará. Porque somente o pensamento é que lhes permitirá governar o desejo; ele por si só para nada lhes serve. Desejem ou não desejem, tal é o objeto e, nos limites da natureza possível, vocês ficam desarmados e em seu poder. Não podem, repito, modificar o desejo pelo desejo. É necessário que passem para uma outra região do nosso ser, a região mental, e pelo pensamento poderão, absolutamente à vontade, desejar ou não desejar, apenas com a condição de empregar o método conveniente. Por que é que desejam possuir um objeto qualquer? Por que julgam que a sua posse os tornará mais felizes. Mas suponham que a experiência do passado os tenha ensinado que com o andar do tempo esse objeto, longe de os tornar mais felizes, seja para vocês causa de dor, de tristeza e de infelicidade, e o meio de repelir esse desejo apresenta-se imediatamente. Pensem no resultado final.

Deixem que o seu mental se demore com insistência em todos os elementos dolorosos. Abstraiam, por ora, do prazer passageiro e mantenham o seu mental fixo no sofrimento que sucede à satisfação do desejo. Após um mês deste exercício somente a vista desse objeto lhes será desagradável. Tendo-o mentalmente associado ao sofrimento, vocês se afastarão dele instintivamente; já não têm necessidade dele. A sua necessidade transformou-se, à mercê do poder de imaginação. Não há meio mais seguro de destruir um vício do que representar a si próprio as consequências últimas que ele produz. Persuadam o jovem que o desregramento provoca constantemente a representação de um debochado envelhecido; descrevam-lhe este desgraçado de corpo gasto que deseja mais, mas que já não pode satisfazer a sua paixão. Se nos for possível levar o nosso interlocutor a partilhar esta ideia, ele em breve sentirá inconscientemente repulsão pelo prazer que o seduzia; o próprio horror das consequências apavora-o e obriga-o a abandonar o objeto desejado.

O aspirante yogue deve, pois, determinar mentalmente os desejos que entende dever conservar e aqueles que resolveu destruir.

O desejo ardente deve ser acompanhado de uma vontade firme. A vontade é o desejo transmutado, o desejo que já não é solicitado pelo exterior, mas dirigido por uma autoridade interior. Se a sua vontade é fraca, é necessário torná-la forte. Apliquem-lhe o mesmo tratamento que aplicam a qualquer orgão débil; fortifiquem-no pelo exercício. Um adolescente sabendo que os seus braços são fracos dirá: "Tenho falta de músculos, mas vou fazer ginástica; vou exercitar-me nas barras paralelas e os meus braços engrossarão". O mesmo acontece com a vontade. O exercício tornará enérgica a vontade limitada, fraca, que é hoje a nossa.

Tomem, por exemplo, a resolução de fazer uma coisa qualquer todas as manhãs e cumpram a sua palavra; basta uma vez quando se é fraco. Tomem para com vocês próprios o compromisso de fazer qualquer coisa a uma hora fixa e em breve ficarão envergonhados se faltarem com a sua promessa. Permaneceram-lhe fiéis um dia, recomecem durante uma semana, depois durante quinze dias. Tendo triunfado, escolherão uma tarefa mais difícil, e assim sucessivamente. Esta ação imposta desenvolverá a sua vontade; dia após dia vocês a verão crescer e sentirão aumentar a sua força interior. Assim, comecem por um desejo enérgico e depois transformem-no em vontade poderosa.

A terceira faculdade exigida pelo yoga é uma inteligência viva e vasta. É impossível governar o mental sem mental a governar. Daqui a necessidade de desenvolverem a sua inteligência, de estudar. Por esta última palavra entendo não ler, mas pensar. A leitura de uma dúzia de obras pode deixar o seu mental tão fraco como o era antes, mas se lerem profundamente uma só obra séria, a leitura lenta e as reflexões prolongadas alimentarão a sua inteligência e fortificarão o seu mental.

Repito: vocês têm necessidade de um desejo ardente, de uma vontade indomável, de uma inteligência viva. Tais são as capacidades a desenvolver antes que a prática do yoga lhes seja possível. Se o seu mental é inconstante assemelha-se, como o mental da criança, a uma borboleta e é necessário dar-lhe fixidez.

A isso chegarão pelo estudo atento e pela reflexão. É necessário desenvolver o mental que será o seu instrumento de trabalho.

A saída e o regresso

Vocês atingirão mais facilmente o fim, isto é, a transformação do seu desejo, se compreenderem que a grande evolução humana segue dois caminhos, o da saída e o do regresso.

No caminho (marga) de *Pravritti* ou da saída, seguido pela imensa maioria dos seres humanos, os desejos são úteis e necessários; um homem, quanto mais desejos sente, mais acelera a sua evolução, porque são para ele motivos que o impelem para a ação; sem eles, não avança e permanece inerte. E porque é que teria Ishvara enchido os mundos de objetos desejáveis, se ele não quisesse que o desejo fosse um dos fatores da evolução? Ishvara procede para com a humanidade como uma mãe inteligente procede para com o seu filho; ela não lhe faz conferências sobre todas as vantagens da marcha, não lhe explica cientificamente esses movimentos novos pelo mecanismo dos músculos da perna, mas apresentando-lhe um brinquedo, diz-lhe: "Venha buscá-lo". O desejo desperta; a criança começa a arrastar-se e em breve aprende a andar. Do mesmo modo, cercou-nos Ishvara de brinquedos, sempre um pouco fora do nosso alcance, e diz-nos: "Venham, filhos, venham buscá-los. Eis o amor, a fortuna, a fama, a consideração social. Venham tomá-los. Andem; se esforcem para deles se apoderarem". E nós, como crianças, fazemos grandes esforços e precipitamo-nos para a frente, com as mãos abertas. Quando agarramos o brinquedo ele quebra-se nas mãos e torna-se inútil. Os homens lutam e penam para se enriquecerem, e quando se tornam milionários perguntam a si próprios como é que hão de gastar a sua riqueza.

Li há já alguns dias que nesta ocasião um milionário americano ia a pé de cidade em cidade a fim de distribuir a enorme fortuna que ele com o seu trabalho havia acumulado. Para ele a lição está já sabida. Numa outra vida esse homem não será jamais tentado a dar-se ao trabalho de adquirir esse brinquedo que se chama fortuna. O amor da fama, o amor do poder, impõem ao homem os mais dolorosos esforços, mas quando ele finalmente os obtém, o seu encanto cessa. O homem de Estado poderoso, o chefe de uma nação, o ídolo dos povos, sigam-nos na sua vida íntima e os verão cansados do poder e enfastiados do que outrora os apaixonava. É motivo para se dizer que Deus zomba de nós ao apresentar-nos todos esses objetos? Não; a Sua intenção foi a de despertar o poder do Eu e, no desenvolvimento das faculdades humanas, aparece-

-nos o resultado da grande *Lila*[11]. Eis como aprendemos a desenvolver o Deus interior; eis a razão por que o nosso Divino Pai brinca com os Seus filhos.

Todavia, algumas vezes o desejo pelos objetos perde-se demasiado cedo e a lição não é estudada senão em parte. É este precisamente um dos obstáculos encontrados pela Índia contemporânea: ela possui uma filosofia espiritual grandiosa, expressão natural de almas nascidas em uma época recuada, prestes a renunciar ao fruto da ação, a consagrar-se ao serviço do Logos supremo e executar a Sua vontade. Mas nos nossos dias a lição que a Índia deve aprender é o despertar do desejo. E isso não será recuar, como se poderia supor, mas sim marchar para a frente. A filosofia indiana é a própria expressão da verdade, mas é a filosofia de almas mais idosas e prontas para recebê-las. As almas mais jovens que hoje nascem na Índia não estão maduras para esta filosofia; elas repetem maquinalmente as suas sentenças, ficam hipnotizadas pela sua doutrina e permanecem abatidas na inércia, porque nenhum desejo tem suficientemente ação sobre elas para as impelir ao esforço. Daqui resulta que a nação está decadente. Outrora o grande sistema das

---

[11] Para a tradição vedanta, *Lila* se refere à maneira como Brahma se expressa em todos os aspectos do mundo empírico. Alguns filósofos argumentam que ela brota da abundância da bem-aventurança divina, que fornece um motivo para a Criação. Fonte: *Enciclopédia Britânica*. (N. E.)

castas ensinava que às almas de idade diferente eram necessários objetos diversos. A Índia esqueceu esta lição e nos nossos dias cada qual supõe tomar por objeto a perfeição ideal que o homem não pode atingir sem ter satisfeito às condições primeiras. O mesmo acontece com o "Sermão da Montanha" nos países cristãos, mas o senso comum e o espírito prático dos ocidentais respeita-o... e ignora-o. Nenhum povo tenta conformar a sua vida com o "Sermão da Montanha". Essas sentenças não se dirigem a homens e a mulheres ordinárias, mas sim a santos: para aqueles que seguem o caminho da saída não há progressos sem desejos.

A que se chama o Caminho de *Nivritti?* É ao Caminho do Regresso. Desde então o desejo deve desaparecer e ceder o lugar à vontade do Eu. O homem que se enverada pelo Caminho do Regresso não sente já senão um desejo: o de secundar a vontade do Logos supremo; ele conforma a sua vontade com a vontade suprema, renuncia a todo o desejo separado e esforça-se assim por impelir "a roda da existência", enquanto a Lei da Vida lhe impuser essa necessidade. O que era desejo no Caminho da Saída torna-se vontade no Caminho do Regresso: a alma, em consonância com o Divino, secunda a Lei.

No Caminho da Saída o pensamento é sempre vivo, inconstante, vencível, e torna-se razão no Caminho do Regresso; o jugo é colocado sobre os ombros do mental inferior, e a razão dirige o touro.

No Caminho da Saída o trabalho, a atividade, é a ação inquieta que prende o homem vulgar. No Caminho do Regresso o trabalho toma o caráter de um sacrifício e não pode, por consequência, prender o homem.

Tais são, pois, as manifestações dos três aspectos nos Caminhos da Saída e do Regresso:

A beatitude, cuja manifestação é o desejo, transforma-se em vontade.

A sabedoria, cuja manifestação é o desejo, transforma-se em razão.

A atividade, cuja manifestação é o trabalho, transforma-se em sacrifício.

"Mas", objeta-se muitas vezes, "por que fazer corresponder a vontade no ser humano à beatitude Divina?" Os três grandes atributos Divinos são *chit* ou a consciência, *ananda* ou a beatitude, *sat* ou a existência. Ora, se é evidente que a consciência se reflete na inteligência humana, onde ela se encontra em miniatura, é também evidente que a existência e a atividade são inseparáveis. Não é possível existir senão atuando exteriormente a si próprio. Nela somente a forma da palavra o demonstra – "*ex*", fora de. É a vida manifestada. Resta, pois, a vontade para corresponder à beatitude ou terceiro atributo. Mas a certas pessoas custa-lhes a admitir e perguntam: "Que relação há entre a beatitude e a vontade?" Para resolver o enigma basta encarar o desejo e os objetos do desejo.

A natureza do Eu é a beatitude. Qual será a sua expressão no seio da matéria? O desejo da felicidade, a procura dos objetos desejáveis a que o Eu pede a felicidade, a essência mesmo de sua própria natureza, essa felicidade que Ele não cessa de perseguir por entre os obstáculos deste mundo. Sendo a beatitude a própria natureza do Eu, ele procura a felicidade e é esse desejo de felicidade que deve transformar-se em vontade. Basta estudar estas correspondências para se descobrir o seu sentido profundo e universal "vontade de viver" traduz-se em "desejo de felicidade" em todo ser humano, em toda criatura sensível. Nunca vocês foram feridos por um fato? Quero dizer a certeza com que provam esta análise da sua própria natureza pela maneira como aceitam a felicidade como um direito, como se revoltam contra o infortúnio, perguntando o que fizeram para merecê-lo? Quanto à sua felicidade, ela não os espanta, porque é o resultado da sua própria natureza. Não é ela que é necessário explicar, mas o sofrimento, mas tudo o que é contrário à natureza do Eu e à sua beatitude essencial. Chegamos assim a verificar que o desejo e a vontade são tanto um como a outra a resolução de ser feliz. Unicamente o primeiro é ignorante, alterado pelos objetos exteriores; a outra é consciente de si própria, determinada, dirigida por uma força interior. O desejo é despertado e conduzido do exterior; quando o mesmo aspecto governa no interior, é a vontade. Não há diferença na sua natureza. O que é desejo no Caminho da Saída torna-se, pois, vontade no Caminho do Regresso.

Quando o desejo, o pensamento e o trabalho se transformaram em vontade, em razão e em sacrifício, o homem regressa à sua pátria e vive pela renúncia.

E esta renúncia, quando é real, traduz-se por uma extraordinária transformação. No Caminho da Saída, é necessário lutar por cada um dos objetos a obter; no Caminho do Regresso, a natureza espalha os seus tesouros aos seus pés. Quando o homem cessou de os desejar, todas as riquezas lhe são prodigalizadas, porque ele tornou-se um canal pelo qual as suas ondas se derramam em bênçãos por sobre todos aqueles que o cercam. Procurem o bem; renunciem possuir para si próprios e tudo lhes pertencerá. Não peçam mais para ver encher-se o seu pequeno reservatório e se tornarão um canal ligado à fonte viva de todas as águas, à fonte que jamais se seca, que jamais cessa de brotar.

A consequência da renúncia é a faculdade de trabalhar incessantemente, e esse trabalho é infalível porque é o Trabalhador Supremo quem o executa por intermédio do Seu servidor.

Têm vocês empreendido alguma obra caridosa digna deste nome? São modestos os seus meios e os capitais não vêm até vocês? É porque não aprenderam ainda a verdadeira renúncia. Estão presos ainda ao elemento visível, ao fruto da ação. Eis por que a fortuna se oculta.

Purificação dos corpos

O desenvolvimento das faculdades pertence ao lado consciência, a purificação dos corpos ao lado matéria. É necessário que purifiquem cada um dos seus três corpos ativos, o mental, o astral e o físico. Sem esta purificação prévia é melhor que não se ocupem do yoga.

Como primeiramente purificar o corpo mental? Sabendo pensar. Em seguida é necessário empregar a imaginação, essa faculdade criadora. Imaginem objetos e talharão por eles o seu corpo mental; irão organizá-los à sua vontade. Façam um esforço de imaginação, como o pintor que representa em pensamento o assunto a pintar. Tentem ver um objeto; se esse poder lhes faltar, procurem adquiri-lo. É isto evidentemente uma faculdade artística, mas que todos mais ou menos possuem. Certifiquem-se a que ponto lhes é possível reproduzir fielmente uma face que vejam todos os dias. Este exercício fortificará a sua imaginação e lhes permitirá criar o instrumento indispensável à prática do yoga.

A imaginação presta-se ainda a um outro emprego dos mais preciosos. Imaginem presentes no seu corpo mental as qualidades que desejem e ausentes as que repudiam; já terão adquirido em parte as primeiras e rejeitado as segundas. Poderão também atenuar muitas inquietações sabendo pô-las em foco antes de ter que senti-las. Não há razão para esperar na inação o dia em que as encontrarão no mundo físico. Pensem de manhã num próximo incômodo; imaginem-se sofrendo-o com uma perfeita serenidade (porque não se deve nunca sentir escrúpulos em imaginar-se perfeitos), e quando o incômodo se apresentar no decorrer do dia, ele já não terá poder sobre vocês e lhes parecerá menos difícil de suportar. Qual de vocês não tem inquietações? Imaginem que as suportam com indiferença e quando elas, na realidade, se apresentarem, a sua atitude será aquela que houverem tomado em imaginação. Vocês podem se libertar de uma boa parte das suas penas e das suas faltas aplicando-lhes o método imaginativo.

Tendo, desta maneira, purificado o seu corpo mental, é necessário que se ocupem do corpo astral: vocês irão purificá-lo por sua vez escolhendo os seus desejos. Tenham desejos elevados e o seu corpo astral, em vez de desenvolver em si próprio os órgãos dos desejos perversos, desenvolverá os órgãos de boas aspirações. Pensamentos e desejos os mais elevados possíveis, eis o segredo de todo o progresso. Não insistam nunca na falta, na fraqueza, no erro, mas sempre na faculdade perfeita e, pouco a pouco, chegarão assim a realizar a perfeição em si próprios. Pensem e desejem, pois, como for necessário, para assegurarem a purificação dos corpos mental e astral.

Como purificar o corpo físico? É necessário impor-lhe a regularidade em todas as suas atividades, no sono, na alimentação, no exercício, a regularidade em tudo. Nenhum corpo físico é puro com corpos mental e astral impuros. A imaginação pode, pois, servir igualmente para purificar o nosso corpo físico. Mas é necessário regularizar ainda todas as suas atividades; a sua alimentação, por exemplo.

O hindu sustenta e com razão que cada gênero de alimento apresenta uma qualidade dominante, quer seja o ritmo, quer seja a atividade ou a inércia, e não há nenhum que não apresente um desses três caracteres. Ora, o homem que aspira a tornar-se yogue não deve tocar em nenhuma alimentação cuja decomposição esteja próxima: são alimentos tamásicos. Deve-se evitar toda a caça ou veação,[12] todo o alimento que dê sinais de decomposição. O álcool, qualquer que seja, é o produto de uma decomposição. A alimentação carnívora apresenta a qualidade de atividade; na realidade, ela é sempre um estimulante. No reino animal todas as formas se criam para exprimirem as atividades e os desejos animais. O yogue não pode admiti-los num corpo destinado aos processos da mentalidade superior. A carne dá a vitalidade, uma energia passageira; ela permite um esforço rápido.

---

[12] Prato preparado com a carne dessa caça. Fonte: *Dicionário eletrônico Houaiss da língua portuguesa*. (N. E.)

Mas não é isso o que o yogue procura; ele evita, pois, todos esses alimentos impróprios para o trabalho que ele entende executar e tira a sua alimentação dos produtos mais altamente vitalizados, isto é, aqueles cuja tendência é crescer. O grão, de onde sairá a planta nova e que está cheio das substâncias mais nutritivas, os frutos, todos os produtos cujo próximo estágio, no decurso do ciclo vital é o crescimento, são alimentos rítmicos, saturados de vida, próprios para constituírem um corpo ao mesmo tempo sensitivo e vigoroso.

Guardas do limiar

Há numerosas categorias. Em primeiro lugar os elementais. Eles esforçam-se por impedir ao homem o acesso ao plano astral. Nada mais natural, porque os elementais da forma ou *rupa devas* têm por missão formarem os reinos inferiores, e o homem é aos seus olhos um ser verdadeiramente odioso por causa de sua ação destrutiva. Eis por que ele lhes é tão antipático. A cada passo ele desfaz a sua obra, calca aos pés os vegetais e mata os animais, de modo que todo esse grande reino da natureza detesta o ser humano. Eles unem-se, pois, para obstruir o caminho daquele que começa a penetrar em plena consciência no plano astral e procuram amedrontá-lo com medo de que ele leve a destruição para esse mundo novo. Eles não terão nenhuma ação sobre vocês senão os temerem. À aproximação desta horda elemental, permaneçam tranquilos, indiferentes; digam-lhe: "Represento um grau de evolução superior ao seu. Não podem me fazer mal. Sou seu amigo, e não seu inimigo. Paz!"

Quando o homem está suficientemente resolvido para proceder assim, a grande onda de força elemental separa-se e lhe dá passagem. Os ruídos noturnos, sem causa aparente, sentidos por certas pessoas, são geralmente devidos a esta hostilidade. Vocês são durante a noite mais sensíveis às influências astrais que durante o dia e a animosidade testemunhada ao homem pelos habitantes desse plano torna-se mais perceptível. Mas desde que os elementais notam que vocês não são nem um destruidor, nem a devastação personificada tornam-se tão mansos quanto eram primitivamente hostis.

São esses os primeiros "guardas do limiar" encontrados pelo principiante. Aqui aparece ainda toda a importância de uma alimentação pura e rítmica, porque uma pessoa que se alimenta de carne e de álcool atrai os elementais astrais inferiores que se deleitam com o aroma do sangue e dos licores e impedem-na que ela veja e compreenda com nitidez; precipitam-se nela e comunicam-lhe os seus pensamentos, imprimem-nos no seu corpo astral e podem assim cercar a sua aura de uma espécie de casca importuna que a impede mais ou menos de ver e ouvir com precisão. Tal é a razão principal em virtude da qual todo o instrutor de yoga que segue o caminho da direita proíbe de maneira absoluta o uso da carne e do vinho.

O segundo gênero de "guardas" é constituído pelas formas-pensamentos emitidas por nós mesmos no passado. Fruto de vidas antigas vividas na iniquidade, essas formas representam todos os gêneros de vícios; aparecem-nos quando pela primeira vez abordamos o plano astral; ainda que na realidade sejam as nossas próprias criações, elas parecem-nos ser formas exteriores, objetos, e esforçam-se por desconcertar o seu criador. A única maneira de ter prova disso é repudiá-las severamente: "Não são já minhas; pertencem não ao meu presente, mas ao meu passado. Recuso-lhes a vida". Desta atitude resultará o seu esgotamento gradual e finalmente a supressão total. Esta dificuldade é talvez uma das mais difíceis de encarar para uma pessoa que pela primeira vez circule no plano astral plenamente consciente. Desnecessário será dizer que se o principiante esteve em contato com formas-pensamentos malignos e potentes, devidas, por exemplo, a práticas de magia negra, esta categoria particular de "guardas" será muito mais vigorosa e perigosa. Trava-se por vezes uma luta desesperada entre o neófito e esses "guardas" criados pelo seu próprio passado e sustentados pelos mestres do lado negro.

Resta-nos falar de um dos gêneros mais temíveis de "guardas do limiar". Suponham que no passado um homem se tenha persistentemente identificado com a parte inferior de sua natureza, tenha lutado contra os seus princípios superiores, tenha degredado o seu mental a ponto de fazer dele o escravo das suas paixões mais vis. Uma estranha transformação se opera nele. A vida que pertence ao seu ego é absorvida pelo corpo físico e assimilada pelas vidas infinitesimais de que ele é composto; em vez de servir de instrumento ao espírito, ela é entregue à natureza inferior e desde então faz parte da vida animal particular aos corpos inferiores. O ego e os seus corpos superiores são assim enfraquecidos, enquanto que a vida animal dos corpos inferiores é na mesma medida reforçada. Ora, nestas condições, o ego pode sentir pelo seu veículo uma tal aversão que, desde o momento em que a morte o liberta do seu corpo físico, ele rejeita completamente os outros. O templo profanado é mesmo abandonado, por vezes, durante a existência física. Em tais circunstâncias, o homem reencarna em geral muito rapidamente, porque, tendo sido violentamente separado dos corpos astral e mental, já não tem veículos para viver nos planos correspondentes; é, pois, obrigado a constituir-se rapidamente de novo com eles e a renascer neste plano. Nestas condições os antigos corpos astral e mental não se desintegraram no momento em que os dois novos corpos se formaram e nascem no plano físico. A afinidade entre os antigos e os novos, devido a terem um só e mesmo possuidor, acentua-se; os antigos corpos astral e mental, cuja vitalidade é enorme, ligam-se aos novos e tornam-se os mais terríveis "guardas do limiar".

Tais são as diversas formas sob as quais se podem apresentar esses "guardas". As obras que tratam deste assunto especial mencionam-nas todas, mas nenhuma, que eu conheça, lhe dá uma classificação metódica semelhante à precedente.

É naturalmente necessário acrescentar ainda os ataques diretos dos irmãos das sombras, sob formas e aspectos variáveis. Existe no yogue uma virtude um pouco demasiado acentuada, e é dela que eles geralmente fazem uso. Os pontos vulneráveis não são para o yogue os vícios, mas, pelo contrário, as suas virtudes, porque o excesso de uma virtude torna-se um vício. Se o exagero é sempre a causa do vício, o equilíbrio é a da virtude. As virtudes tornam-se, pois, uma causa de tentação nas difíceis regiões do astral e do mental, e são postas em jogo pelos irmãos da sombra para fazerem cair nas suas armadilhas o neófito que não está devidamente acautelado.

Não falo aqui das quatro provas ordinárias do plano astral: provas da terra, da água, do fogo e do ar; isso são coisas sem importância, ninharias, que não merecem a pena de serem mencionadas depois dessas dificuldades mais sérias. Vocês devem aprender, e desnecessário é dizer que devem ser senhores absolutos da matéria astral, que a terra não pode esmagá-los, nem a água afogá-los. Essas lições são definitivamente muito fáceis. Aqueles de vocês que pertencem à franco-maçonaria reconhecerão essas provas nas fórmulas familiares do ritual.

Existe ainda um outro perigo: vocês podem ter de sofrer a repercussão. Se, encontrando-se no plano astral e ameaçados por um perigo pertencente ao plano físico, vocês tiverem a imprudência de julgar que esse perigo possa atingí-los, o seu corpo físico sofrerá por meio disso. Uma ferida, uma contusão, quaisquer outros acidentes podem ser para vocês experiências astrais. Caí na asneira de aprender à minha própria custa. Estava uma vez a bordo de um navio perdido e desempenhava-me da minha tarefa quando, notando que a queda de um mastro estava iminente, disse para comigo num momento de distração: "Ele vai cair em cima de mim". Este pensamento fugitivo teve uma consequência, por que ao reintegrar o meu corpo, na manhã seguinte, tinha uma equimose no ponto batido pelo mastro. É este um fenômeno frequente enquanto não ensinamos o mental a não pensar mais instintivamente como é hábito fazê-lo neste plano.

À medida que a sua sensibilidade se desenvolve, lhes é dado um meio de proteção. Sejam rigorosamente verídicos em pensamento, em palavra, em ação. Cada pensamento, cada desejo toma forma no mundo superior. Se não ligarem este mundo à verdade, criam todo um exército de formas terríveis e enganosas. Pensem, falem, vivam a verdade, e o mundo astral já não terá para vocês ilusões.

Preparação para o yoga

Coloco tão alto, diz-se, o ideal do discípulo que ninguém pode esperar atingi-lo. Não declarei, porém, que ninguém podia tornar-se discípulo sem reproduzir em si próprio a descrição do discípulo perfeito. Pode-se vir a sê-lo; somente a nós pertencem os riscos e os perigos. Pode um homem ser, de certos pontos de vista, extremamente capaz [por um lado], mas, por outro lado, apresentar grandes fraquezas. Estas não impedirão que se torne discípulo, mas ele sofrerá as consequências. O iniciado paga as suas faltas dez vezes mais caro do que se o fizesse como homem do mundo. Eis por que coloquei o ideal tão alto. Nunca disse que não se podia tornar-se discípulo antes de o haver atingido, mas declarei que não se podia, sem enormes perigos, tornar-se discípulo antes de reunir as condições indicadas. Aqueles que se certificaram do perigo corrido pelos neófitos que transpõem o portal antes de terem vencido certas fraquezas têm um dever a cumprir: o de mostrar que é bom desfazer-se, em primeiro lugar, desses defeitos. Cada um deles, se com vocês transpôs o limiar, torna-se do outro lado um punhal pronto a ferir-los. É, pois, prudente que vocês se purifiquem tanto quanto possível antes que os seus progressos sobre qualquer linha lhes deem o direito de dizer: "Transporei este portal". Era esse o meu pensamento ao lhes falar das condições a satisfazer pelo discípulo. Sigam o método antigo, enunciando as qualificações necessárias ao aspirante-discípulo; se ele não as possuir, Jesus falou verdade: "Será ferido de muitos golpes". Porque as ações que se podem cometer sem consequências bem sérias no mundo exterior ocasionam no caminho resultados terríveis.

O fim

Como terminará esta luta tão longa? Qual é o fim da ascensão, o prêmio do grande combate? Que deve o yogue finalmente atingir? Atinge a unidade. Muitas vezes pergunto a mim mesma se, tendo-lhe compreendido a natureza, muitos de vocês, na realidade, se importariam com ela. Muitas "virtudes" da nossa existência ordinária desaparecem desde que seja atingida a unidade. Muitos objetos por vocês admirados já não são auxílios, mas sim obstáculos quando nasce o sentimento da unidade. Todas as qualidades tão úteis na vida quotidiana, tais como a indignação moral, o horror ao mal, o juízo feito acerca dos outros, já não tem razão de ser quando a unidade é atingida. Vocês sentem repulsão pelo mal? É sinal de que o Eu superior começa a despertar, que vê os perigos do mal e subtrai o corpo à sua atração. É o começo da vida moral consciente. O ódio ao mal vale mais neste estágio do que a simples indiferença; é uma fase necessária.

Mas como é que o homem sentiria repulsão quando ele realizou e vê no seu semelhante uma manifestação Divina? O homem que conhece a unidade não pode julgar os outros. "Não julgo ninguém", disse Cristo. Ele já não sente aversão por ninguém, identificando-se com o pecador. Como é que sentiria aversão por si próprio? "Eu" e "você" são para ele palavras vazias de sentido, porque nós somos Um.

Não é esse um fim que muitos de vocês desejam sinceramente atingir. O homem que realizou a unidade não vê nenhuma diferença entre si e o mais abjeto ser humano; ele não vê senão Deus presente no pecador; ele sabe que o pecado não está em Deus mas nos Seus invólucros. Aí somente é que existe a diferença. O discípulo que reconheceu a grandeza íntima do Eu não faz jamais juízo a respeito de ninguém; ele sabe que o seu irmão é ele próprio, ele próprio e o seu irmão são um. Eis o que se deve entender por unidade. Nós falamos de fraternidade. Quantos de nós a praticam? Quanto ao yogue, ele visa um ideal mais elevado ainda. A identidade, a realização da vida una, é coisa maior que a fraternidade. A sexta raça-mãe levará a fraternidade ao seu ponto culminante, a sétima raça-mãe conhecerá a identidade, ela realizará a unidade da raça humana.

Entrever a beleza desta concepção sublime e toda a grandeza de uma unidade na qual "eu" e "o meu", "tu" e "o teu" desaparecem e na qual não formamos já senão uma única vida, isso somente basta para erguer toda a natureza humana à divindade. Não se pode reconhecer a beleza da unidade sem se aproximar do momento em que a beleza que é o próprio Deus se realiza para nós.

Copyright desta edição © 2024, Ajna Editora.
Todos os direitos reservados.

Título original: *An Introduction to Yoga*
Publicado em inglês em 1908 pela
Theosophical Publishing House, Adyar.

Esta obra foi traduzida para o português por Fernando Pessoa sob o pseudônimo de Fernando de Castro e publicada em 1922 pela Livraria Clássica Editora de Lisboa.

*Grafia conforme o novo Acordo Ortográfico
da Língua Portuguesa.*

EDITORES Lilian Dionysia e Giovani das Graças
TRADUÇÃO Fernando de Castro [Fernando Pessoa]
ADAPTAÇÃO PARA O PORTUGUÊS DO BRASIL Lucimara Leal
REVISÃO Heloisa Spaulonsi Dionysia
PROJETO GRÁFICO E CAPA Tereza Bettinardi

Dados Internacionais de Catalogação na Publicação (CIP)
(Câmara Brasileira do Livro, SP, Brasil)

Besant, Annie
Introdução ao yoga / Annie Besant; tradução: Fernando Pessoa. — 1. edição — São Paulo: Editora Ajna, 2024.

Título original: An introduction to yoga
ISBN 978-65-89732-25-9

1. Teosofia 2. Yoga – Estudo e ensino 3. Yoga – Filosofia
4. Yoga – História   Yoga – Técnicas   I. Título

24-188602   CDD – 291.436

Índices para catálogo sistemático:
1. Yoga 291.436
Aline Graziele Benitez · CRB-1/3129

2024
Todos os direitos desta edição
reservados à AJNA EDITORA LTDA.
ajnaeditora.com.br

Primeira edição [2024]

Esta obra foi composta
em Chiswick Text e impressa
pela Ipsis para a Ajna Editora.